Youhai Shengwu Fangzhi Zhan:
Quwei Kepu yu Shiyong Jiqiao

有害生物防治战：

趣味科普与实用技巧

主编　胡雅劼

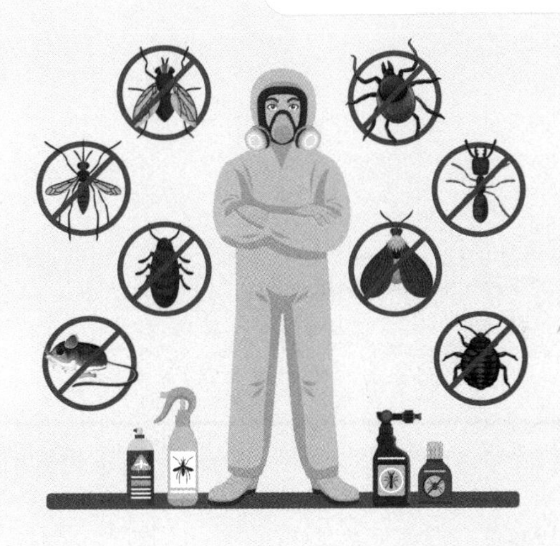

四川科学技术出版社
·成都·

图书在版编目（CIP）数据

有害生物防治战：趣味科普与实用技巧 / 胡雅劼主编. -- 成都：四川科学技术出版社, 2024.5
ISBN 978-7-5727-1349-1

Ⅰ.①有… Ⅱ.①胡… Ⅲ.①有害动物—防治 Ⅳ.①R184.3

中国国家版本馆CIP数据核字(2024)第102816号

有害生物防治战：趣味科普与实用技巧

主编 胡雅劼

出品人 程佳月
策划编辑 杨璐璐
责任编辑 李 栎
助理编辑 王天芳
装帧设计 杨璐璐
校 对 任欣悦
责任出版 欧晓春
出版发行 四川科学技术出版社
地 址 四川省成都市锦江区三色路238号新华之星A座
传真：028-86361756 邮政编码：610023
成品尺寸 165mm × 235mm
印 张 8.5 字 数 100 千
印 刷 四川华龙印务有限公司
版 次 2024年5月第 1 版
印 次 2024年5月第 1 次印刷
定 价 48.00元
ISBN 978-7-5727-1349-1

邮购：四川省成都市锦江区三色路238号新华之星A座25层
邮购电话：028-86361770 邮政编码：610023

《有害生物防治战：趣味科普与实用技巧》编委会

主 编

胡雅劼

副主编

余技钢　李玲玲

编 委

李观翠　刘朝发　张　伟

李宇斯　张镇川

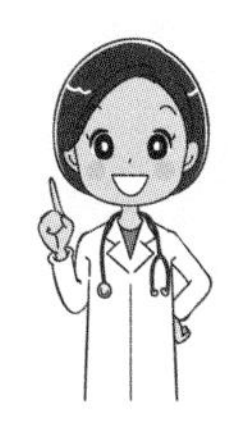

前　言

有害生物，是指在一定条件下，对人类的生活、生产甚至生存产生危害的生物，狭义上仅指动物，如人们常说的“四害”，广义上包括动物、植物、微生物等；其中一类可以直接或间接传播疾病，严重危害、威胁人类健康的生物称为病媒生物，是对人类影响最大的一类有害生物。生活中常见的有害生物有老鼠、蚊子、苍蝇、蟑螂、跳蚤、螨虫、蜱虫等，它们不仅可以通过直接叮咬、污染食物、破坏电气设备、损坏衣物等方式影响人类正常生活，还可以通过多种途径传播登革热、疟疾、流行性乙型脑炎等一系列严重传染病，严重危害人类的健康，对城市形象产生负面影响，不利于社会经济的发展。过去，人们对有害生物的态度都是一概赶尽杀绝，这种方式既无必要又难以实现。其实，无论是从人类长远利益出发，还是从保护整个生态系统方面考虑，对有害生物的控制，都应该是恰到好处的。现在有害生物防治的策略，已经从以化学防治为主转变为以环境治理为主，这对整个学科和行业从业者来说，都是一个相当重要的理念飞跃。

我国曾是受病媒生物性传染病危害较为严重的国家之一，例如疟疾、鼠疫曾在我国流行，严重影响大众的身体健康和生活质量。中华人民共和国成立后，在党和政府的领导下，经过几代人不懈努力，我国在病媒生物性传染病防治上取得了举世瞩目的成就，相关病媒生物得到了有效的控制，并建立了一个完整的监控体系。近年来，随着地球气候变暖，全球化、城市化进程加快，人们生活方式及活动范围改变，以及大多数病媒生物对常用杀虫剂和灭鼠剂抗药性水平升高，病媒生物性传染病在部分地区的流行呈上升趋势，已经成为各国普遍关注的公共卫生问题。病媒生物性传染病极易被忽视而出现误诊、漏诊，人们无法准确地区分病媒生物及生活中其他常见的生物，也无法对病媒生物进行正确的防控。

我们长期从事有害生物研究和防治工作，掌握了较为丰富的防治知识。组织编写本书，旨在用通俗易懂、生动有趣的语言，与广大读者分享有害生物防治相关知识，有针对性地普及常见有害生物及其危害，介绍与日常生活息息相关的多种有害生物，解开大众对于网上流传的控制手段的疑惑，回答大众感兴趣的、常见的、与有害生物相关的科学、专业的防控知识问题，强化大众做好身边环境治理的意识，从“人类—动物—环境”健康的整体视角看待复杂的健康问题，引导大众养成良好的生活习惯，助力有害生物的可持续性控制，积极构建“人类卫生健康共同体”，进而起到维护和促进大众健康的作用。

胡雅劼

2024年3月

目　录

1 蚊子篇

4 蟑螂篇

5 蜱虫篇

6 螨虫篇

7 臭虫篇

8 跳蚤篇

9 隐翅虫篇

10 白蚁篇

11 米象篇

12 虱子篇

13 其他有害生物篇

1 蚊子篇

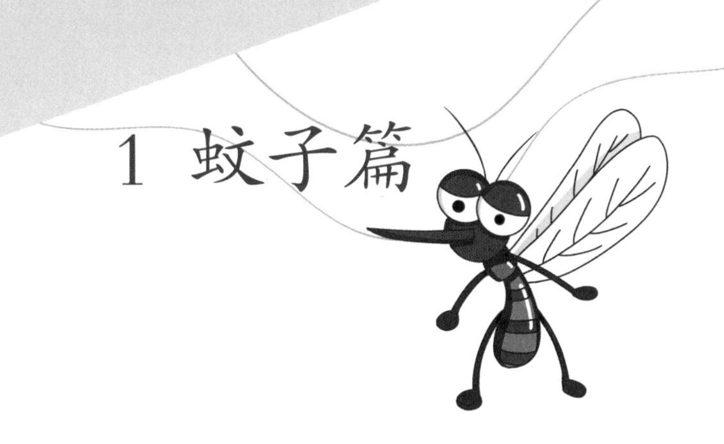

讨厌的蚊子，你对它们了解多少？

春风吹，万物复苏，蚊子的活跃期开始了。

蚊子是我们最熟悉和最讨厌的昆虫，它们不仅吸血、骚扰我们，还能引起过敏反应及传播多种疾病。

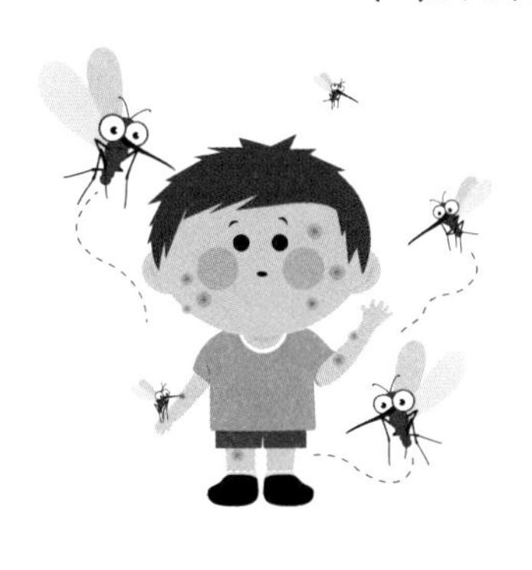

尽管蚊子给我们带来很多困扰，但我们对它们却没有足够的认识。很多人不知道，只有雌蚊才会吸血、蚊子吸血和血型没有关系、不含特定成分的花露水没有驱蚊效果等，也鲜有人知道蚊子成群飞舞意味着什么、蚊子会传播哪些疾病及其相关症状有哪些、家庭和个人该怎样有效地防蚊及灭蚊。下面就让我们一起来聊聊关于蚊子的那些事儿。

1.1 蚊子与疾病

1.1.1 蚊子会传播艾滋病吗？

目前公认的艾滋病病毒传播途径主要有三种，分别是血液传播、性接触传播和母婴传播。那么有人就要问了：既然蚊子要吸血，那如果它们先去吸了一个艾滋病患者的血后再去叮咬另一个非艾滋病患者，会不会把艾滋病病毒传播给后者呢？**答案是：不会。**

第一，艾滋病病毒在蚊子体内不能存活，因为艾滋病病毒在蚊子的胃部很快就会被消化掉。

第二,蚊子吸血的量是微量的，即便蚊子吸了艾滋病患者的血，其唾液中所含艾滋病病毒数量也是很少的，并且很快会失活，因此并不足以导致新宿主的感染。

正常皮肤接触
蚊子叮咬
食物传播
非艾滋病传播途径

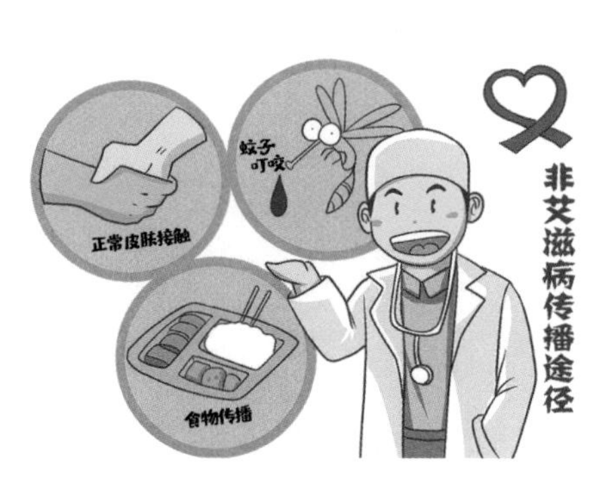

蚊子叮咬不会传播艾滋病

数据表明，蚊子在吸取了 1 000 个单位的艾滋病病毒后，能向下一位宿主传播 1 个单位的艾滋病病毒的概率是千万分之一，也就是说，蚊子在吸食感染者 1 000 个单位的艾滋病病毒后，要叮咬一个未被感染者 1 000 万次以上才能传播 1 个单位的艾滋病病毒，但发生这种情况的概率几乎为零，由此可见，一只喝足了艾滋病病毒的蚊子是不足以传播艾滋病的。简而言之，蚊子传播艾滋病的可能性基本不存在。

1.1.2 蚊子是世界上每年“杀死”人类最多的生物，你知道为什么吗？

蚊子显然没办法直接杀死人类，而是靠传播疾病来危害人类的健康。蚊子主要通过血液传播疾病，即通过叮咬、吸血将其携带的病原体传播给人类，导致人类患病甚至死亡。蚊子虽然不会传播艾滋病，但是可以传播很多其他疾病，且蚊媒传染病历史悠久、影响范围广泛，严重威胁人类健康。由乙型脑炎病毒、登革病毒、基孔肯雅病毒、西尼罗病毒、寨卡病毒、疟原虫等引起的蚊媒传染病，在历史上曾经夺走过许多人的生命。直到今天，每年全球有 50 万 ~ 100 万人间接死于蚊子的“死亡之吻”，有 100 多个国家和地区的 25 亿多人面临感染登革病毒的风险。许多自然因素和人类活动都会直接或者间接影响病媒生物及病媒生物性传染病的暴发和传播，如全球气候变暖使蚊子及其他病媒生物生存和活动范围扩大、活动时间延长，国际化的旅行、交

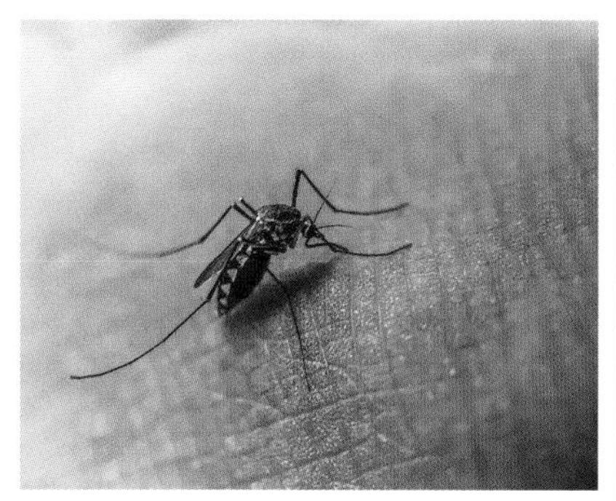

叮咬皮肤的蚊子

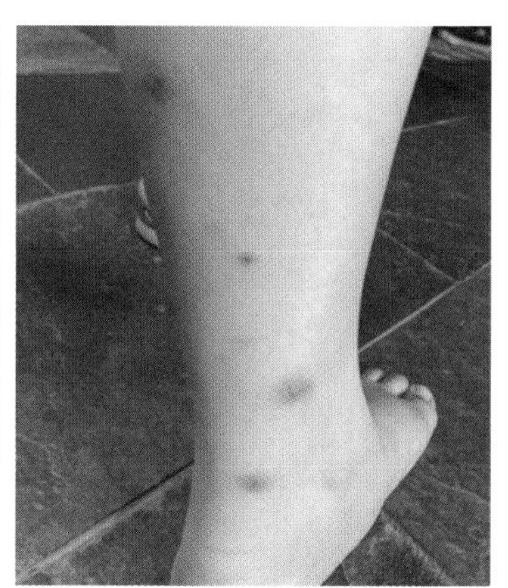

被蚊子咬的包

什么是登革热?

登革热（俗称断骨热）是一种由登革病毒引起的急性传染病，主要由蚊子传播给人类。

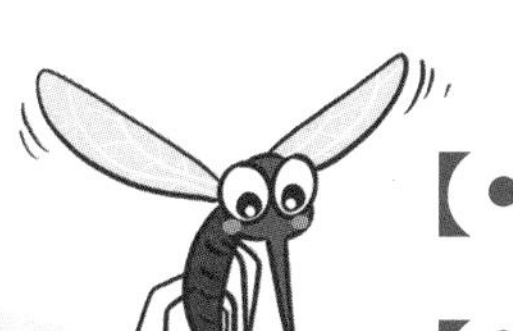

【●由登革病毒引起】

【●以发热、皮疹和全身肌肉酸痛为主要症状】

【●主要经伊蚊（俗称花蚊子）叮咬传播】

【●传播速度快、人群易感性高】

通运输和城市化进程加快将蚊子及其他病媒生物从原来的栖息地带到世界各地，杀虫剂的大量使用导致昆虫抗药性增加，这些都加快了蚊子及其他病媒生物的进一步扩散，加大了灭、防的难度。因此，开展病媒生物与病媒生物性传染病的监测与控制技术研究、大力开展科普宣传、提倡健康生活方式是保障人民健康的重要手段。

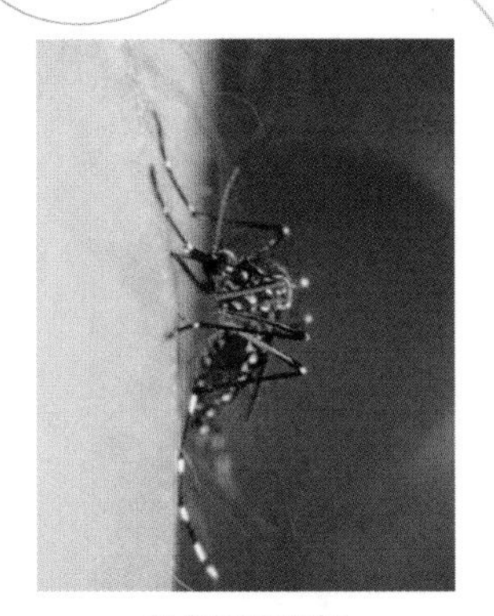
伊蚊叮咬腿部

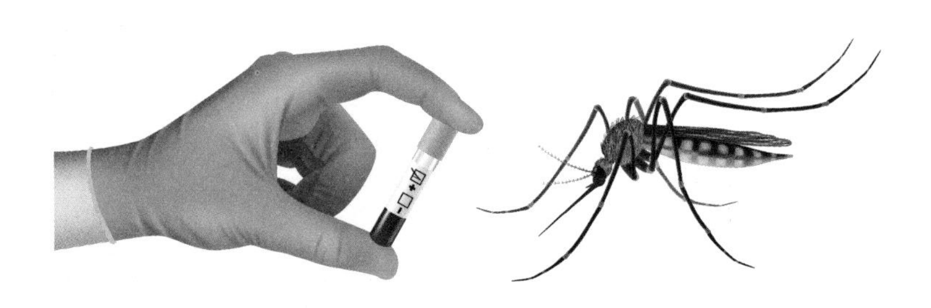

1.1.3 夏日常见虫咬皮炎，该如何处理？

虫咬皮炎又叫虫咬反应，是人体被某些昆虫叮咬后产生的过敏反应，叮咬时昆虫注入皮肤的分泌物是导致虫咬皮炎的过敏原，临床表现为叮咬处皮肤出现损伤并伴有瘙痒，如出现红肿、水疱，婴幼儿及儿童皮肤可见风团样皮疹，大多数患者可在数日后自然痊愈。本病需与水痘区别,后者好发于躯干、四肢等部位，没有风团样皮疹，更无张力性水疱发生；同时也要注意与荨麻疹相区别。引起虫咬皮炎的昆虫很多，如蚊、蠓（墨蚊）、螨虫、跳蚤、虱子、臭虫、隐翅虫、蚂蚁。虫咬

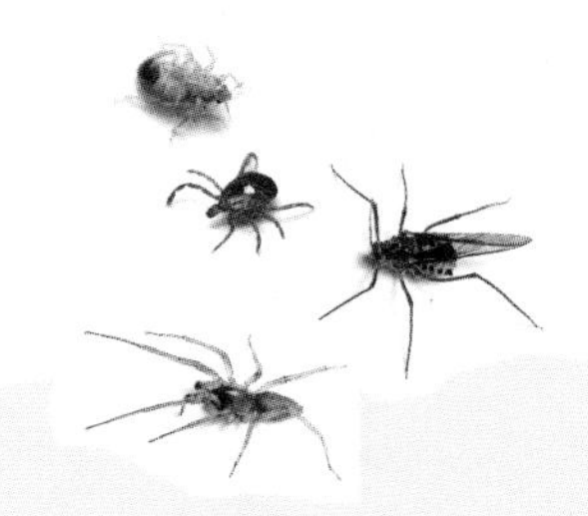

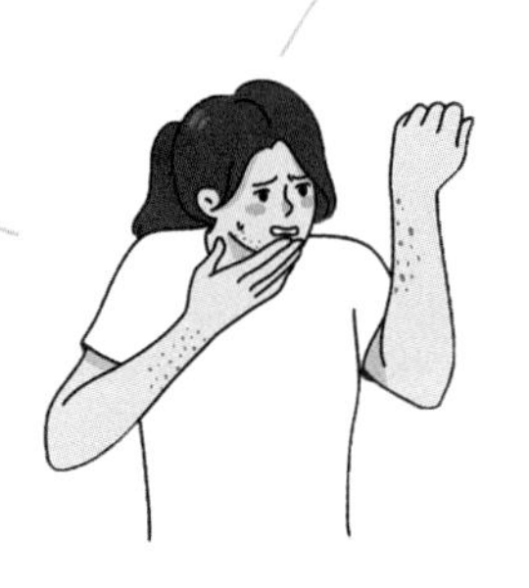

皮炎以对症和抗过敏治疗为主，在局部皮损处可以用肥皂水清洗或冰敷、搽炉甘石洗剂等减轻瘙痒症状；严重者可口服抗组胺药如氯雷他定、西替利嗪，也可以应用糖皮质激素。本病一般预后良好。

出现皮肤瘙痒时，注意不要抓挠患处，以免引发皮肤破损，进而继发感染，甚至留下瘢痕。若皮肤出现细菌感染，可使用抗生素治疗。若患者被咬处有症状不断加重和感染的趋势，或者出现过敏性休克，要立即到医院就诊。夏季是蚊子活动的高峰季节，为了避免虫咬皮炎的发生，我们在户外活动时，要做好个人防护，如穿着长衣长裤、在衣领和裤管处喷洒驱避剂。

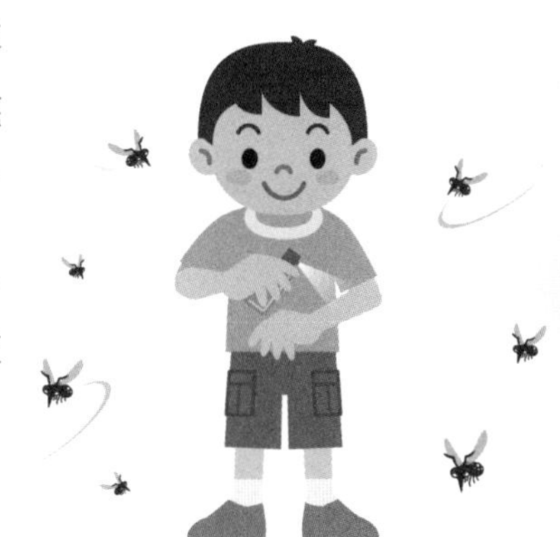

1.2 这些驱蚊、灭蚊的“土方法”，究竟有没有用?

1.2.1 捏住鼻子往身上涂抹维生素 B_1 有用吗?

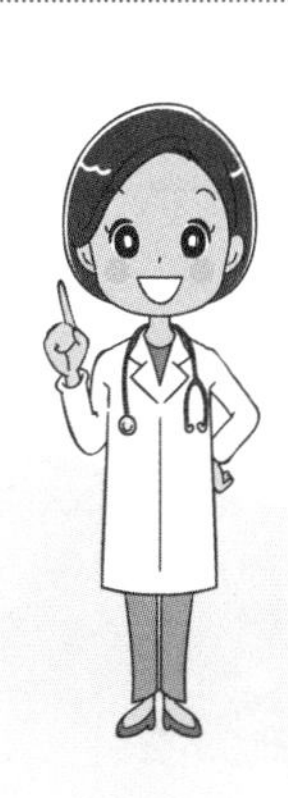

有些人觉得，维生素 B_1 有微弱的腥臭味、苦味，于是就想到“以毒攻毒”的妙招：把它涂抹到皮肤上来驱蚊。然而，经过试验，并未发现维生素 B_1 具有驱蚊作用，所以它是“赶”不走蚊子的，小伙子涂多了维生素 B_1 说不定还会熏走你周围的朋友哦！

1.2.2 驱蚊草、夜来香，你的卧室里是不是也有几盆？

研究表明，驱蚊草、夜来香这类植物分泌的香叶醇、香茅醇、柠檬醛等物质确实对昆虫有一定的驱避作用，但这些物质平常并不会随便释放出来，只有在受到机械性摩擦等物理损伤（如昆虫取食）时才会大量释放，就像我们只有在搓揉一把艾蒿时才能闻到浓浓的艾蒿味一样。因此，仅靠叶片散发出来的气味浓度来驱蚊是远远不够的。此外，将夜来香等所谓的驱蚊植物长久放置于室内，可能会对人体造成一定危害，如果要摆放在室内，要尽量选择放在通风的阳台或窗口。还有一种叫猪笼草的植物，其实它们对蚊子的捕获效率很低，有时它们的捕虫笼甚至还会成为蚊子的孳生地，因此也不推荐用来驱蚊。

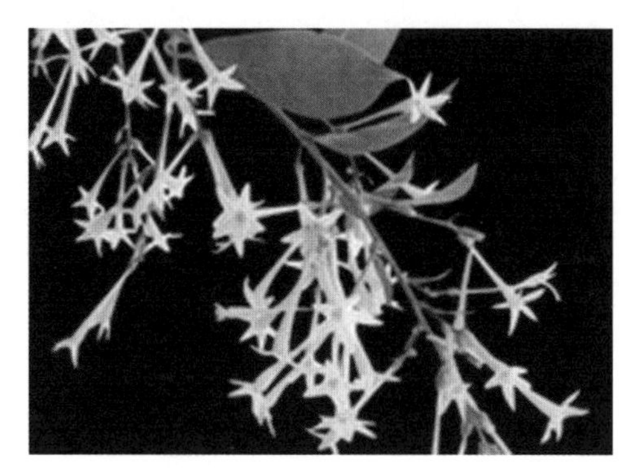

夜来香

1.2.3 在家里养青蛙可以有效灭蚊？

青蛙并不是以蚊子作为主要食物，而是钟爱农业害虫，如稻卷叶虫、稻螟、稻苞虫、棉红铃虫，因此，青蛙是一种对农业有益的动物，应提倡保护。家中区区几只蚊子根本不能满足青蛙对食物的需求，而且由于蚊子会把卵产在水中，家中放置养青蛙的水缸反而会成为蚊子孳生的好地方。

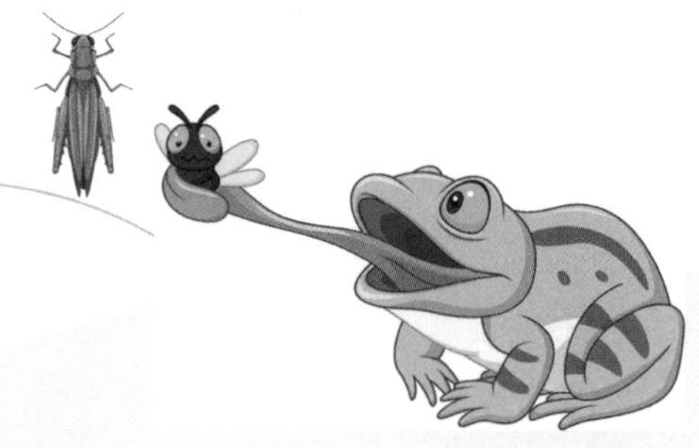

1.2.4 南非“吸脂蚊”不吸血，反可帮助人们减肥？

近年来可能有不少人听说过这样的传言，发现了一种南非“吸脂蚊”，这种蚊子不吸食血液，而以吸食动物皮肤表层的脂肪为生，可以帮助人减肥。我们想提醒大家：千万别被网上的不实信息和照片给糊弄了。

所谓的南非“吸脂蚊”指的是巨蚊中的王者——金腹巨蚊，别名华丽巨蚊，体长 4 ~ 5 厘米，并非网上传言的体长 40 厘米。此外，金腹巨蚊生长地在东南亚而不在南非。

金腹巨蚊的确不吸血，但也不吸脂，成虫主要靠摄食花蜜和植物汁液为生；幼虫（孑孓）孳生在荫蔽的洞穴积水中，以大量捕捉同一孳生场地的其他蚊子的幼虫为食，据说在成虫期前，要吃掉约 400 只其他蚊子的幼虫。

由此看来，世界上哪有不吸血只吸脂的“良心”蚊子？别做梦啦！

虽说金腹巨蚊不能用作减肥，但也并非一无是处，其幼虫以同一容器中孳生的其他蚊虫的幼虫为食，可被用于其他蚊虫（如伊蚊）的防治。

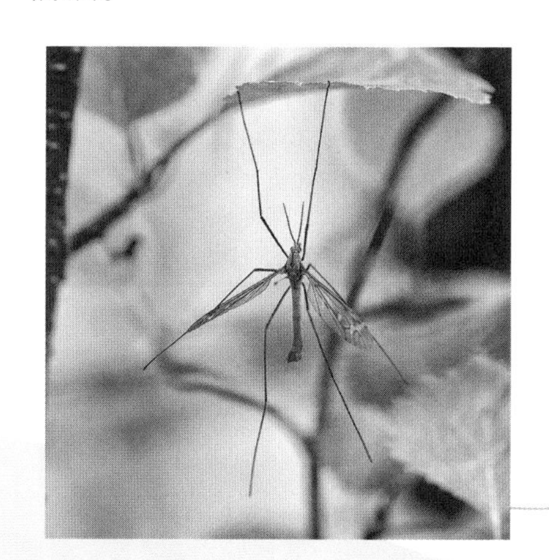
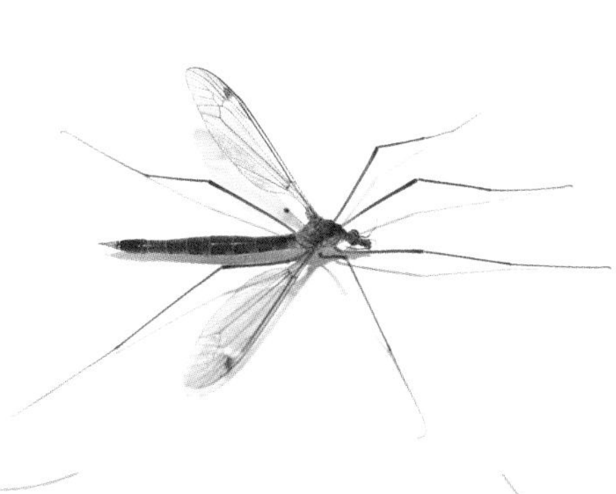

巨型蚊子的一种——金腹巨蚊

1.2.5 被蚊子叮咬后可涂抹大蒜汁止痒？

前面说到人被叮咬后感到瘙痒的原因是昆虫注入皮肤的分泌物引发了过敏反应。大蒜汁除了让损伤的皮肤感受到一些辛辣刺激感，转移一下我们对瘙痒的注意力外，并不能从根本上解决问题。蚊子注入的分泌物大多呈酸性，所以最简便有效的方法就是涂抹肥皂水，不仅止痒还能除菌哦。

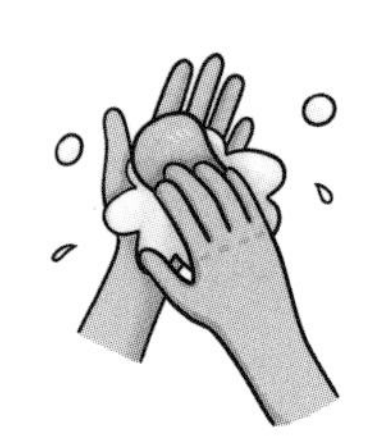

1.2.6 手机上的驱蚊软件可以驱蚊？

据说雄蚊在求偶时通过翅膀的振动会发出某种声波来吸引雌蚊，而雌蚊在与雄蚊交配后，直到产卵吸血之前都不再与雄蚊交配，于是有人就设计出模仿雄蚊振翅声波的手机软件，试图使雌蚊听到声音后逃走而避免人被叮咬，但事实是，大部分雌蚊一生中会进行多次交配，所以即使模拟了雄蚊翅膀振动的声波，雌蚊也并不会排斥它们。而且不同蚊子发出的声波也不一样，一种软件只能模仿一种声波，对其他不同声波的蚊子并不能起到防范驱赶的作用。由此看来，还是传统驱蚊产品更靠谱。

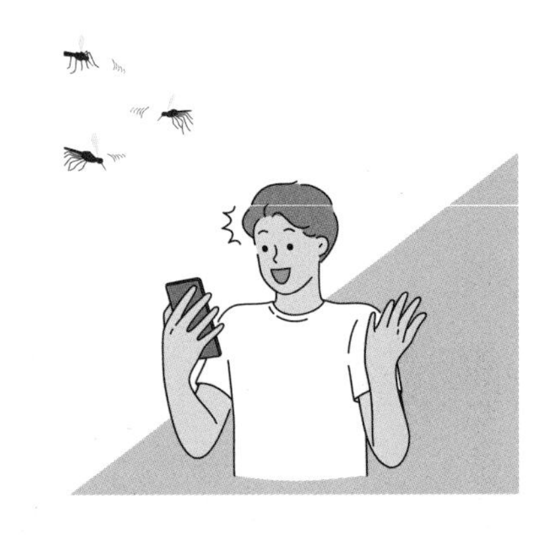

1.3 如何科学防蚊

1.3.1 物理防治

想要在夜晚睡个安稳觉，有一件“神器”必不可少，它就是闻名中外的蚊帐。其实，早在春秋时期就已经出现类似蚊帐的东西了。蚊帐多为网状材质，使用时不仅可以避蚊，还可以吸附空气中飘落的尘埃，是一种环保、耐用的防蚊“神器”哟。

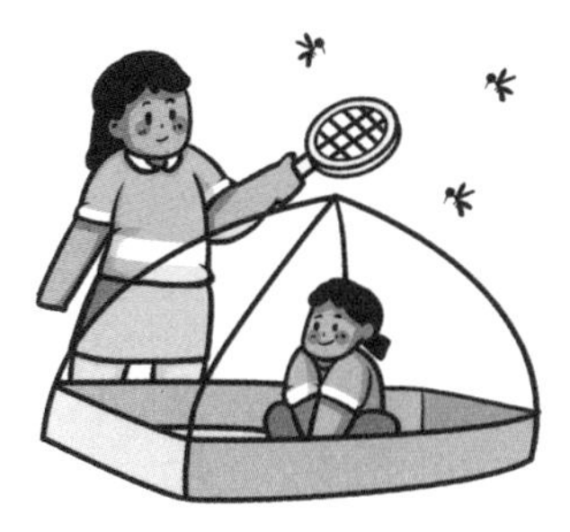

使用蚊拍和蚊帐等防蚊工具

因为有时候我们钻进蚊帐后会忘记关好蚊帐，“狡猾”的蚊子会趁机通过缝隙“偷渡”进来，所以睡觉前最好检查一下蚊帐里面是否有蚊子，以免变成蚊子的“笼中猎物”哦！

此外，家里安装纱门、纱窗是直接把蚊子阻挡在门外的有效手段，既简单又安全。纱窗不仅不影响空气流通，而且能阻止蚊子、老鼠等动物的进入，非常适合有小孩和孕妇的家庭。

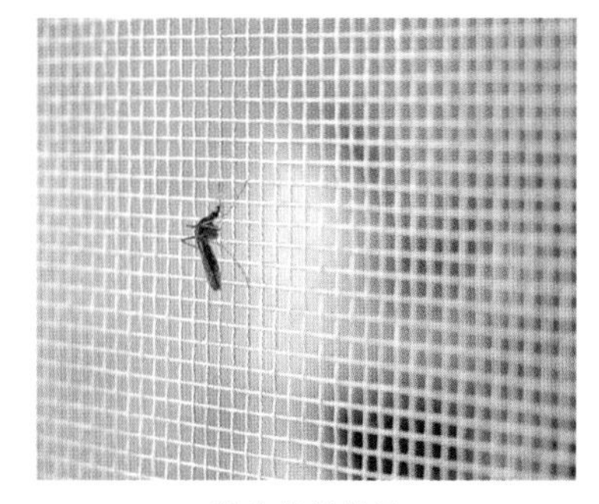

纱窗外的蚊子

1.3.2 花露水有毒吗？你家里的花露水选对了吗？

根据我国《农药管理条例》的规定，驱蚊花露水是一种卫生杀虫剂，属于卫生农药管理范畴。驱蚊花露水中的驱蚊成分是具有微毒的，这些成分会通过伤口进入人体，对身体是有害的。因此，如果你的皮肤有伤口，或者已经把蚊子咬过的地方抓破了，就不能再喷涂驱蚊花露水进行止痒了。2岁以下的儿童由于皮肤娇嫩，神经系统发育不完善，最好不使用驱蚊花露水，以免加重皮肤损伤甚至中毒。

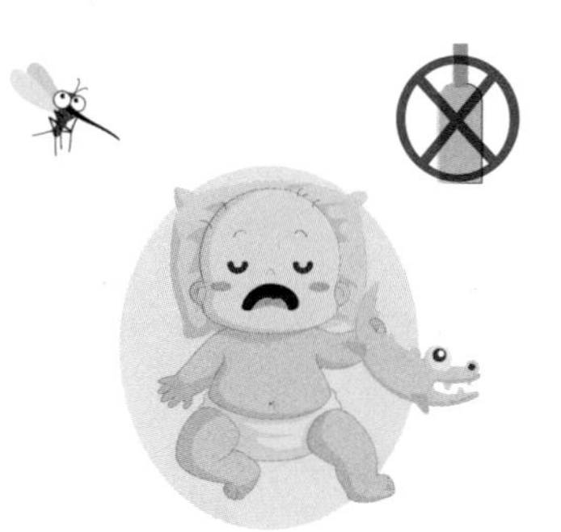

第一，在购买花露水之前，我们要知道一点，并不是所有的花露水都能够驱蚊。花露水根据使用目的大致分为两大类：普通花露水和驱蚊花露水。普通花露水主要作用为挥发芳香气味，使人感觉清凉，属于化妆品的管理范畴，其成分一般为乙醇、香精和蒸馏水等。驱蚊花露水则是在普通花露水的基础上，配以微量的驱蚊成分，用于驱避蚊子，以达到使皮肤清爽舒适的目的。目前世界公认的具有驱蚊效果的化学成分包括避蚊胺、驱蚊酯和羟哌酯等。

第二，驱避和杀灭具有本质的区别，驱避剂本身没有杀蚊活性，而是靠发出的特殊气味来驱避昆虫。驱避剂在蚊子防控中有着悠久的历史，更在医学防治中占有重要地位，如天然香茅油和人工合成的避蚊胺可以驱避蚊子。所以拥有驱蚊效果的花露水其实是一种驱避剂而非杀虫剂，使用这类花露水是一种有效的防蚊手段。我们在选择花露水时，要看清外包装上有没有注明是否含有驱蚊成分及其浓度。一般来说，如果只是用于日常防止蚊子叮咬，选择含有效驱蚊成分且浓度在10%以下的花露水即可。

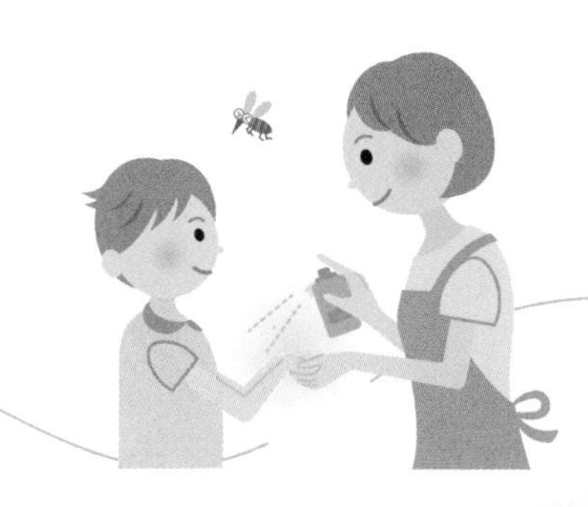

第三，使用驱蚊花露水，有些事项需要大家注意哦！一是驱蚊花露水本身并不具备止痒的功能，而是其中的乙醇

刺激到已经发炎的位置，掩盖了瘙痒的感觉。二是如果想用驱蚊花露水预防蚊子叮咬，不要直接喷涂在身上，可以滴在洗澡水里，这样既可稀释药性，又能起到杀菌、清凉的作用。三是给婴幼儿使用驱蚊花露水时，一定要用 4 ~ 5 倍的清水稀释后再用，或者尽量不用。

第四，花露水中都含有乙醇成分，且浓度一般在 70% 以上，因此极易燃烧，故在平时存放时应当远离火源；在日常使用时，切记不要在喷涂之后马上靠近明火，也不要在加热后的电蚊香旁喷洒。

1.4 如何科学灭蚊

1.4.1 环境治理

蚊子的一生要经历四个阶段：卵、幼虫、蛹和成虫阶段。除了成虫阶段，其余阶段都是在水中度过的，也就是说，水体是蚊子的主要孳生地，没了它们，蚊子是无法完成生长的。故而灭蚊最根本的措施就是清除无用的水体，管理好有用水体，也就是我们专业上说的环境治理。

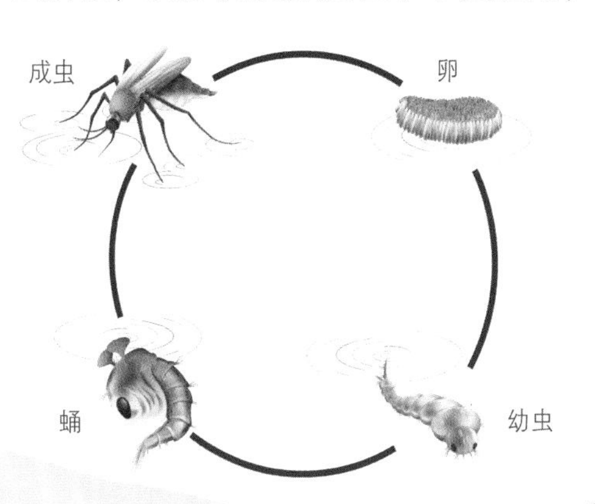

蚊子的生命周期

城市中常见的水体包括湖泊、河道、喷泉、下水道及各种容器积水等。这些水体中有的是不必要的，如建筑工地的

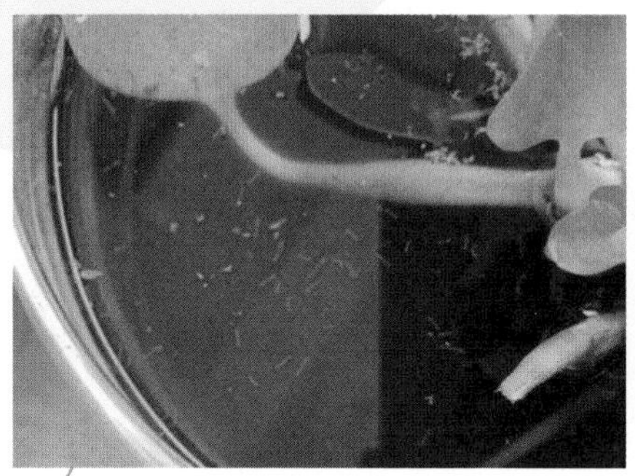

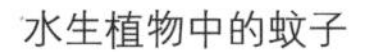

水生植物中的蚊子

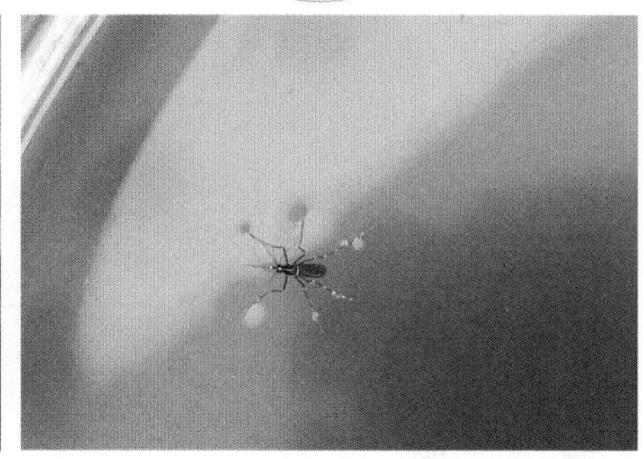

水中的蚊子

积水、废旧轮胎中的积水、居民区下水道的积水、花盆下托盘的积水、公园竹节筒内的积水、丢弃的易拉罐等瓶类的积水，这类积水不仅影响环境质量，还是蚊子孳生的场所。因此我们应该经常检查这些地方，在夏季冲洗下水道淤泥，冲刷和疏通河道，清除各种容易积水的垃圾容器，把要用的容器倒扣过来，避免积水成蚊。虽然有的积水是不能清除的，如公园盆景里的积水、小区水池里的积水、居民家里栽植水生植物的容器的积水、蓄水缸里的积水和泡菜坛的坛沿水，但是我们可以每 5 ~ 7 天更换 1 次水体，冲刷容器，杀灭水中的幼虫和容器内壁的虫卵。此外，废旧的水坑、道路的坑洼和废弃的水池要填埋和补平，以免积水成蚊。

1.4.2 化学防治

夏季蚊子活动频繁，要控制密度水平，除了做好孳生地的治理外，还应辅助运用化学防治手段杀灭成虫。

蚊子幼虫

对于难以清除和更换的积水中的蚊

子，主要使用灭蚊幼剂杀灭其幼虫，投放的灭蚊幼剂应为有农药登记的用于幼虫控制的杀虫剂，如双硫磷、倍硫磷、吡丙醚，且需根据杀虫剂的持效时间定期投药。

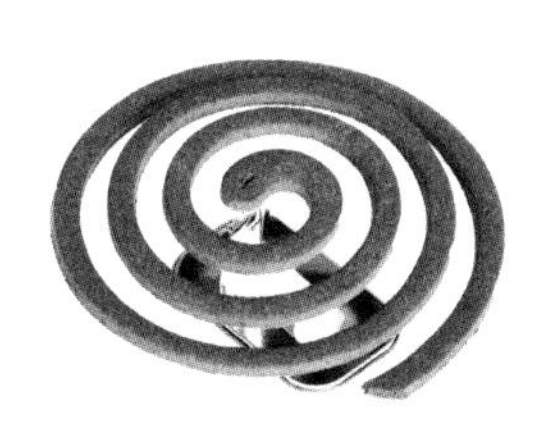

在家中，我们常使用的灭蚊杀虫剂有盘式蚊香、杀虫气雾剂、电热蚊香液（片）等，这类杀虫剂多为拟除虫菊酯类杀虫剂，具有高效、广谱、低毒等优点。但是，低毒不等于无毒，睡觉时这类杀虫剂使用时间不宜过长，更不要通宵达旦。由于这类杀虫剂灭蚊的效果较好，可以先关闭门窗，持续使用 0.5 ~ 1 小时，然后打开门窗通风，当然前提是家里的窗户安装了纱窗，否则外面的蚊子就又飞进屋了。

在室外，白天咬人的蚊子一般是伊蚊。它们一般在上午和下午有两个刺吸高峰，夜幕降临后陆续返回灌木丛或绿化带中休息，故刺吸高峰时是进行灭蚊的最佳时机，可以使用超低容量喷雾对其栖息地进行施药。施药时要注意避开雨天和大风天气。

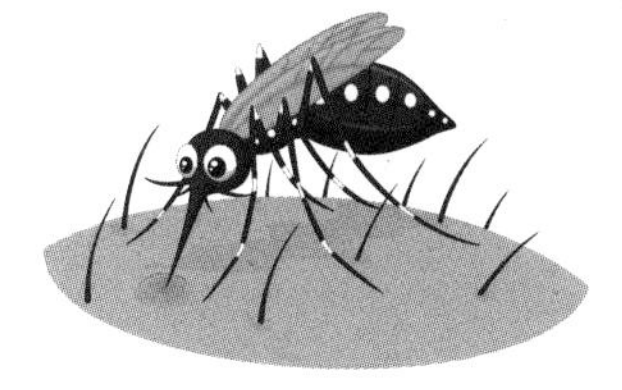

1.4.3 生物防治

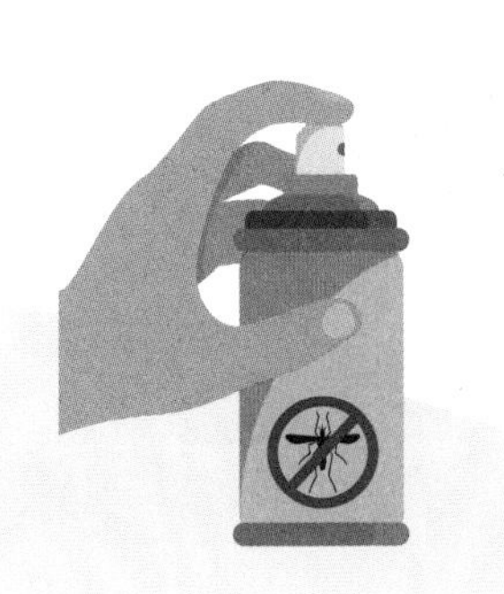

近年来，由于杀虫剂的广泛使用，绝大多数昆虫都对杀虫剂产生了抗药性，蚊子也不例外。携带抗性基因的蚊子对常用杀虫剂不再敏感，导致灭蚊效果不佳，于是，生物防治作为综合治理的一部分，

在国内外日益受到重视。

生物防治是一种利用蚊子的天敌或生物代谢产物来控制和杀灭蚊子的手段。

①饲养会捕食幼虫的金鱼、巨蚊等，这种方法适用于稻田、池塘、景观水体等大中型水体。

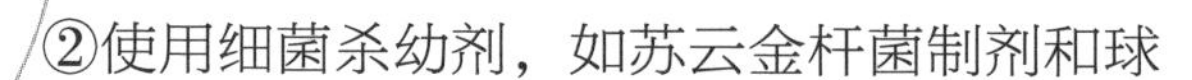

②使用细菌杀幼剂，如苏云金杆菌制剂和球形芽孢杆菌制剂，它们对幼虫具有胃毒作用，这类杀幼剂通过产生毒素蛋白来破坏幼虫体内的钾离子平衡，从而导致蚊子死亡，且对其他非靶标生物和环境都很友好，此外，还具有持效时间长、使用安全的特点。两种制剂都适用于稻田、沟渠、池塘等大中型水体，对于无法清除的小型水体建议使用苏云金杆菌制剂。

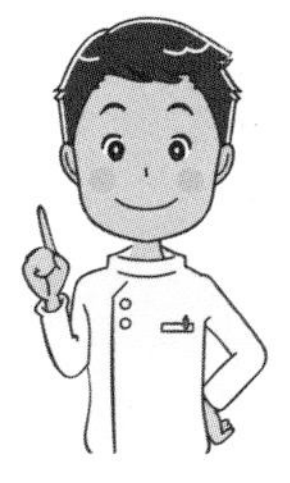

1.5 关于蚊子的冷知识

1.5.1 蚊子为啥要“嗡嗡”地“叫”？

在炎热的夏季，每当夜晚降临，蚊子便开始“嗡嗡”地在枕头边“唱歌”，太让人抓狂了有没有！就说蚊子你能不能悄悄地来，吸了血就走，不要吵醒我的美梦？

那么，讨厌的蚊子为什么总是“嗡嗡”地“叫”呢？其实秘密不在它们的嘴巴里，而在它们的翅膀上。是的，你没有看错，那个“嗡嗡”声不是蚊子通过嗓子“唱”出来的，而是在飞行时，通过翅膀振动发

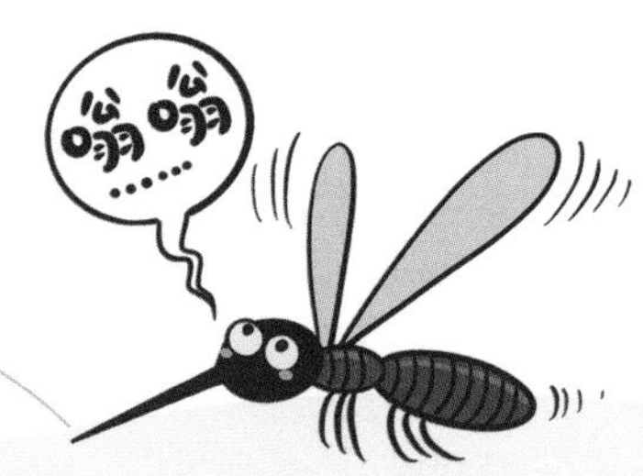

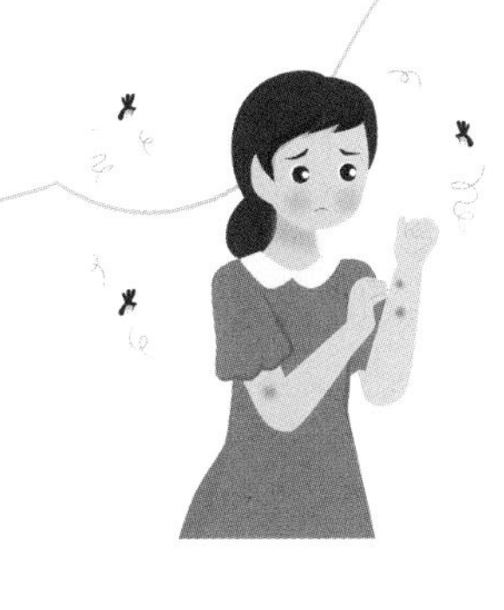

出的声音。蚊子是一种善于飞行的昆虫，它们的翅膀在飞行中振动的频率非常高，能达到每秒几百次，通常我们不容易听到。但是在我们睡觉时，蚊子可通过头部的触觉和嗅觉器官感受到我们皮肤散发出的各种信息素（如二氧化碳）而确定吸血目标。当蚊子确定了吸血目标后，它们需要调整飞行方向和姿态，甚至要在空中滞留，随着它们翅膀振动频率改变，我们就可以听到“嗡嗡”声了。这时，如果附近有一个电蚊拍就太好了，我们只需在有蚊子飞舞声音的附近轻轻挥动电蚊拍，就很容易将它们击倒。另外，雄蚊在追求雌蚊时，也会通过翅膀发出的声音吸引雌蚊的注意，从而进行配对，繁育后代。由此看来， 蚊子的飞行不是漫无目的的，它们尤其擅长在黑暗中飞行时躲避障碍物以找到吸血目标。科学家们正是利用蚊子飞行时的种种秘密，为无人机设计出更好地避免撞击的飞行技术。

1.5.2 蚊子为啥要“群舞”？

说到昆虫的配对，我们来聊聊关于蚊子飞舞的第二个冷知识。春末夏初的黄昏，我们在郊外经常看到一群“小黑飞”聚集成群，在低空盘旋。“小黑飞”在你头顶飞舞，会不会是因为你的头发腌入味儿了呢？开玩笑啦，当然不是。其实这是昆虫之间的一种常

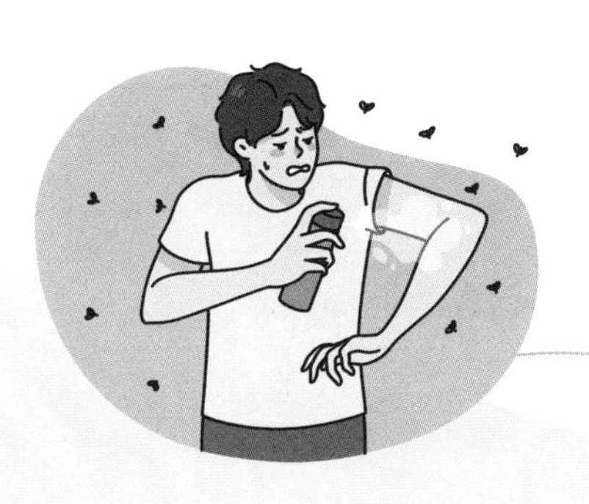

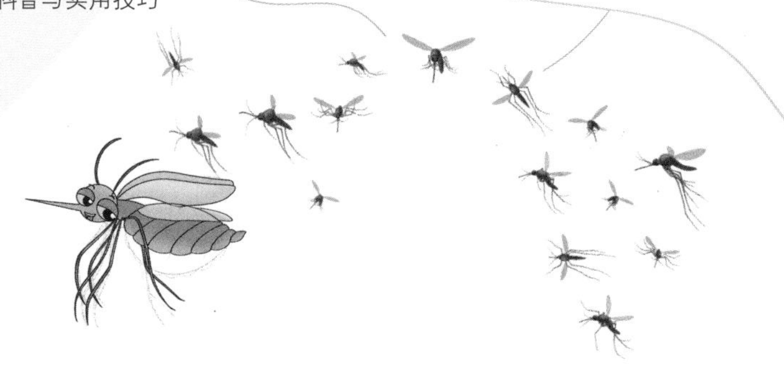

见的交流方式。它们往往不受周围动物的影响，以非常快的速度不停转圈。对于蚊子来说，翅膀振动的频率就如同发出的求偶信号。舞群中大多数都是雄蚊，雌蚊占极少数。蚊子可以通过同类飞行时发出的“信号”来判断其基因的质量。雄蚊和雌蚊一旦配对成功，就会飞离舞群进行交配。不同性别的蚊子，翅膀振动的频率不同，通常雄蚊高于雌蚊；不同蚊种的蚊子，翅膀振动的频率也不同，所以不至于找错“对象”。蚊子羽化一天后可进行群舞交配，雌蚊一次交配后便可终身产卵，所以蚊子的繁殖能力是非常强的，正因为如此，群舞时是开展捕杀成虫工作非常合适的时机。

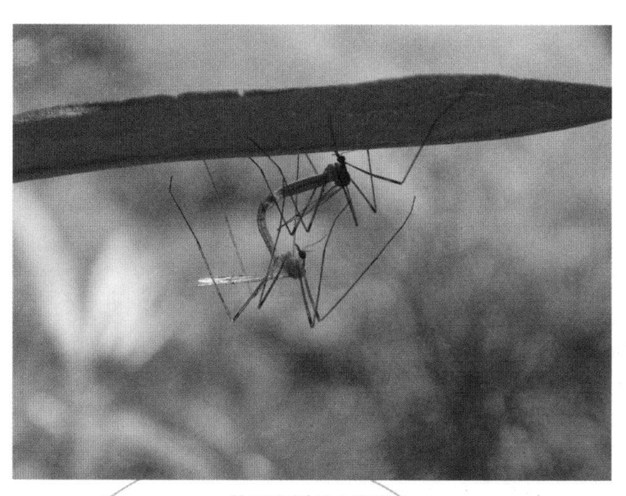

蚊子在树叶上交配

1.5.3 蚊子会被雨滴砸死吗?

蚊子的体重非常轻，而一滴雨的重量是蚊子体重的数十倍，如果蚊子被雨滴砸中相当于人被汽车撞到。但是，为什么大雨后仍有那么多蚊子飞来叮咬我们呢？难道雨滴不能把它们砸死吗？原来，大多数时候蚊子是用它们的“大长腿”来迎接雨滴的，它们会把六条腿朝四面八方展开，这样即使雨滴打在它们身上，它们也能凭借高超的飞行技术瞬间恢复平衡；就算雨滴砸中了它们身体的正中间，它们也会毫不抵抗地随着雨滴一同下落，如同我们坐跳楼机一样，虽然它们的内心是崩溃的，但它们会抓住时机调整身体的角度，随时和雨滴侧向分离，优雅地从雨滴里脱身而出，恢复正常飞行。另外，蚊子的体表有很多细毛，这些细毛都是疏水结构，这样一来，雨滴就很容易滑走，而不会聚集在它们的表面，这样就大大降低了雨滴的冲击力给它们带来的伤害。

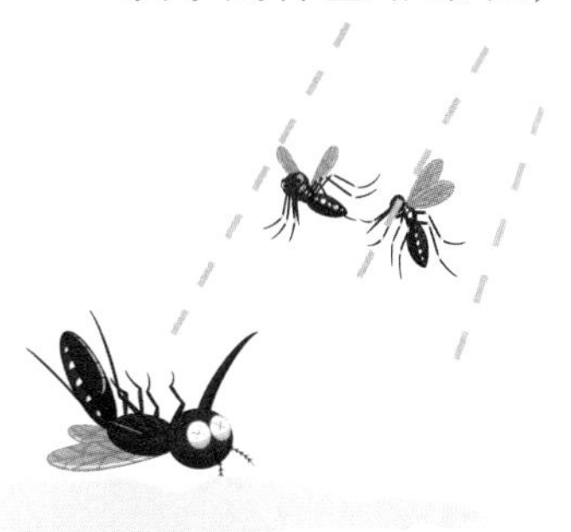

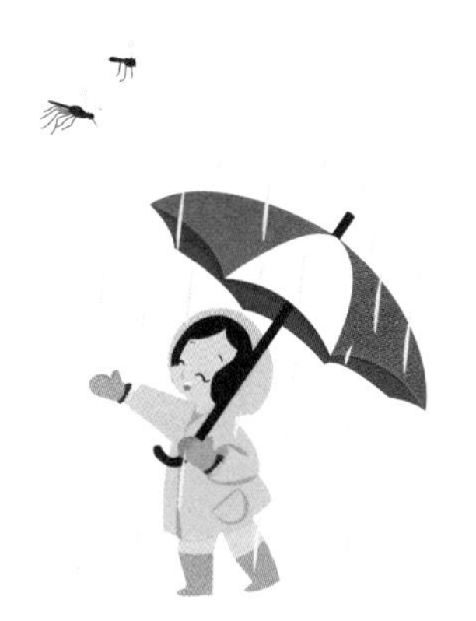

1.5.4 降温后，骚扰我们的蚊子去哪儿了?

“一场秋雨一场凉”，入秋后气温逐渐下降，每天在我们身边如影随形的蚊子就像变魔术一样突然不见了，它们去哪儿了呢？科学家发现，影响蚊子寿命主要的外界因素是温度和湿度，两者过高或过低

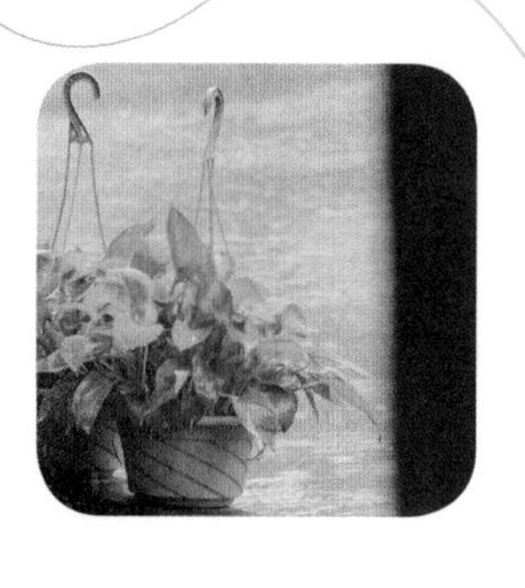

都会引起蚊子的大量死亡。秋冬季气候寒冷，空气干燥，蚊子的生长发育和活动都受到了很大限制，雄蚊开始逐渐消亡；经常在夜里叮咬我们的雌蚊为了保命也会停止吸血进入越冬状态。蚊子会躲在室内潮湿、温暖、阴暗避风处，如暖气沟、家具的底部和背后、厨房、厕所处；而室外的蚊子会寻找地下车库、公共厕所、扶梯下方等温暖处过冬。传播登革热的伊蚊通常会以卵的形式越冬，室外的坛坛罐罐成为这类蚊子的庇护所。所以降温后蚊子不是都死了，它们只是在静待来年春天的到来，好再“一展拳脚”。因此，越冬前、开春前的翻坛倒罐环境治理行动，对于杀灭越冬蚊子非常重要。

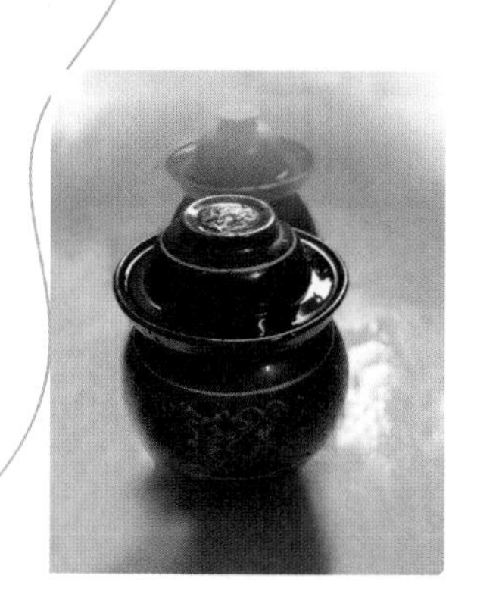

1.5.5 那些恼人的“小黑飞”，你知道多少？

有时候你会在诱蚊灯上、在办公室的盆栽处、在家里的阳台上，甚至在你家的菜园里，发现“小黑飞”的身影。这些“小黑飞”不仅惹人厌，还找不到、杀不绝。

人们常说的“小黑飞”有可能是蕈蚊。蕈蚊，是双翅目眼蕈蚊科和尖眼蕈蚊科昆虫的总称，它们不是蚊子，却形小似蚊，繁殖快，喜欢在潮湿的环境下活动，喜欢在腐殖质较多的环

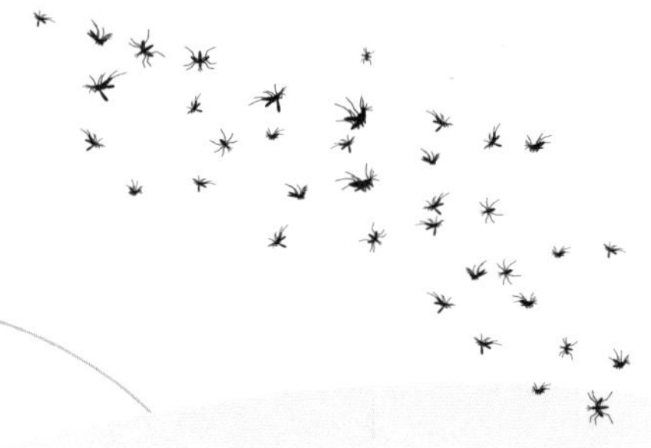

境中产卵，以土壤中的真菌藻类或腐烂的植物为食，也会侵入新鲜植株的根茎啃食，危害花卉健康。要防治“小黑飞”，可以在盆土表面铺沙子，再用塑料薄膜将盆底封住，这样持续1周左右，就可以将盆土里的幼虫杀灭。不过，“小黑飞”是常见的花盆虫害，并不咬人吸血。

在自然界中，有的昆虫除了长得像蚊子，名字中还带一个“蚊”字，导致被人误认为是吸血蚊子，被“擦挂”很长时间，如大蚊，虽然长得和蚊子极为相似，但成虫仅靠吸收水分活命，并不吸血；巨蚊，是一种体型很大的蚊子，但也只摄食花蜜和植物汁液，不吸血和骚扰人类；摇蚊，体色多样，静止时会不停摇动前足，它的名字就因此而来，由于摇蚊的口器退化，它们并不叮咬吸血，但如果数量太多，发出的声音还是会影响人们的休息。

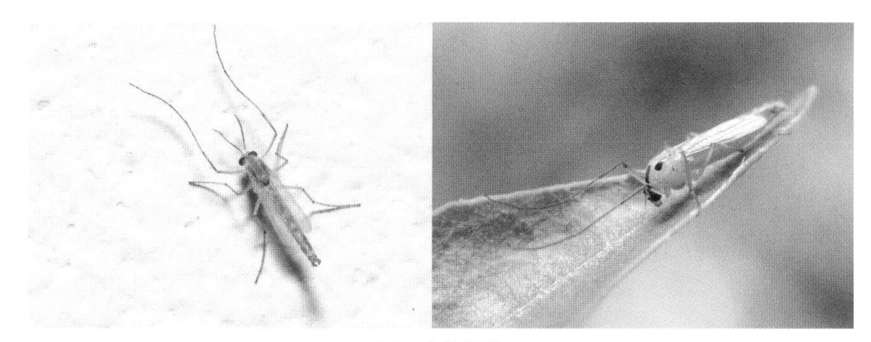

不叮人的摇蚊

1.5.6 我是A型血，蚊子就喜欢给我送“红包”吗?

A型血的人会不会特别招蚊子喜爱呢？疾控专家说，朋友，你想多了！

蚊子寻找吸血目标主要依靠视觉和嗅觉。研究发现，蚊子对颜色比较深的物体会更加敏感，所以穿深色衣服及肤色偏黑的人被蚊子叮咬的概率可能比穿浅色衣服的人更高。同时，蚊子的嗅觉是非常敏锐的，人体每天都会分泌出很多的化学物质，这些物质在散发的过程中就会被蚊子嗅到。因此，送不送“红包”还真与血型没有直接关系。

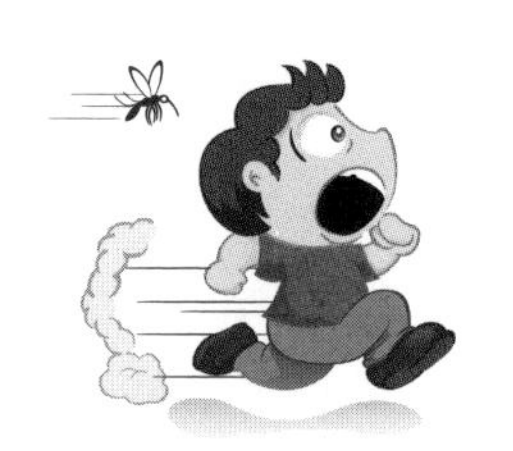

蚊子反而对出汗多、新陈代谢较快的人“情有独钟”，因为汗液中的氨基酸、乳酸及氨类化合物很合蚊子的口味，如孕妇、儿童与体形较胖的人群，因为他们新陈代谢快、呼出的二氧化碳含量高，所以容易“中招”，所以，想要避开蚊子的叮咬，可以穿浅色系的衣服，经常洗澡，保持皮肤清爽；外出时可以在裸露的皮肤处喷涂驱蚊花露水。

刚被蚊子叮咬以后，很多人都习惯涂抹口水止痒，但其实，我们的皮肤之所以发痒是因为蚊子在给我们发“红包”时会向我们分泌一些致敏物，其中有些物质呈酸性，而口水的主要成分是水分，接近中性液体，所以止痒效果不佳。这时

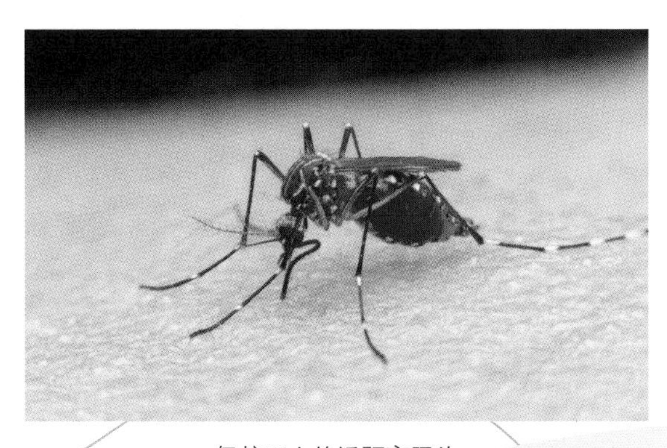

伊蚊叮人的近距离照片

可以用肥皂水清洗叮咬部位，酸碱结合，能够快速止痒。如果皮肤出现了发红、肿胀甚至伴剧烈瘙痒的丘疹，那就是过敏了，必要时应就医。

1.5.7 飞到高层住宅里的蚊子，是有特殊功能吗？

据观察，在无风的天气条件下，蚊子的飞行高度最高能在 20 米，也就是普通住宅的 6 层楼高左右，再厉害的蚊子，也不能一次飞到十几层楼高。但是，如果碰到顺风就不好说了，随着上升气流的作用，蚊子会像坐了直升机一样，能到达十几层楼高的地方。而且，如果飞到 6 层楼的蚊子正好是一只“怀孕”的雌蚊，它还可以在此产卵，那么羽化后的下一代就能往上再飞几层楼了。

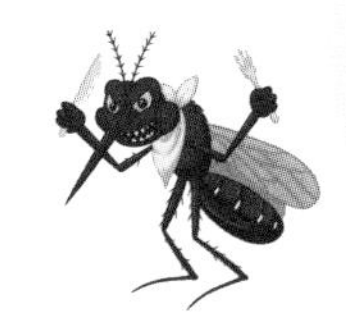

还有的蚊子，在“尾随”人飞行的过程中，会搭上电梯这个“顺风车”，轻轻松松就上到高楼层去了，它们有的跟随人进入屋子里，有的躲在走廊的阴暗处。许多居民都喜欢在屋顶建造花园，种植很多植物，这样就有积水，只要有积水，这些“不速之客”就可以在上面筑窝、产卵、繁育后代了，这就是为什么我们虽然住在很高的楼层，有时也会碰见蚊子的原因。当然，也不是所有蚊子都有坐电梯的机会，因此大部分蚊子还是生活在距离地面较近的区域。

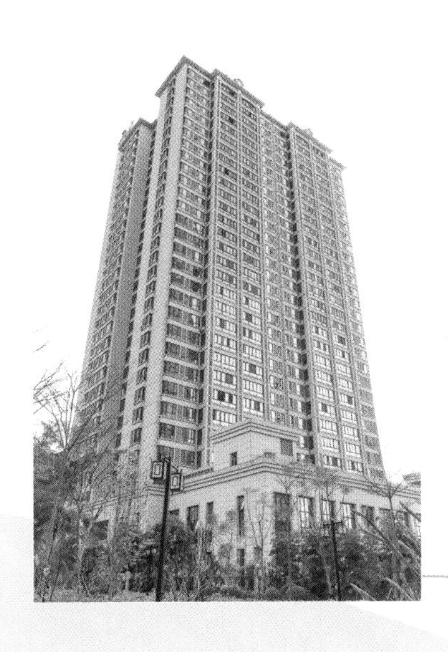

值得一提的是，有的家庭在门口安装了纱门，蚊子就常常会躲在纱门外，等着开门的时候进屋；而早上有些吸饱血的蚊子会飞到纱门上，趁开门的时候逃逸。因此，我们可以在进屋前，用扇子或者其他类似物品扇一扇纱门及其周围，确认没有蚊子后再开门进入；也可以在早上仔细观察纱门，有时会发现蚊子静静地趴在上面，就可以很容易将它们消灭掉了。

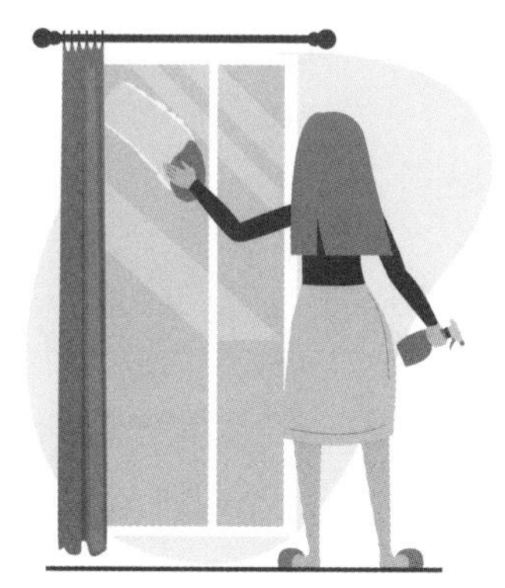

1.5.8 用手拍死蚊子会得病吗?

当我们用手拍死了一只吸了血的蚊子，蚊子血液里的病原体会透过手掌的皮肤让我们得病吗？别紧张，是不会的。我们手掌的皮肤黏膜自带屏障功能，在皮肤无损的情况下可以起到避免病毒入侵的作用，拍死蚊子后，沾在手掌上的蚊子血不会通过完好的皮肤进入人体而传播疾病。不过蚊子作为病媒生物，可传播的疾病很多，为了保证安全，在拍死蚊子后，不管有没有沾到血，都应该及时用消毒液或肥皂把双手清洗干净。

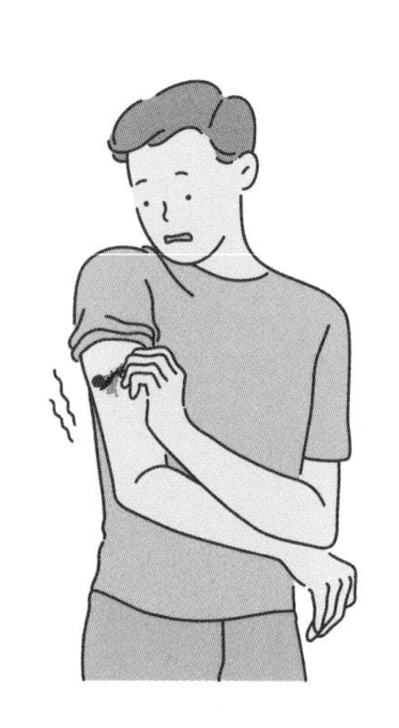

1.5.9 蚊子包越大，蚊子的毒性越强吗？

蚊子包的大小因人而异，与蚊子毒性无关。蚊子吸血时会将刺吸式口器刺入人体皮肤，从而将唾液注入人体，蚊子的唾液中除含有能

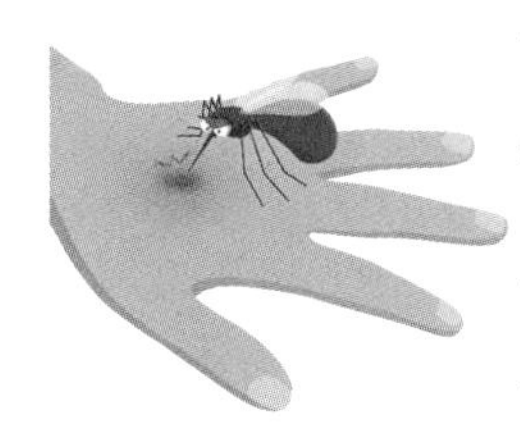

够抑制血管收缩、血液凝固和血小板聚集的多种化学物质外，还含有致敏物，故而蚊子吸血时会引起人体局部过敏反应，使免疫细胞聚集，造成瘙痒和局部炎症反应。因为每个人的免疫系统反应强弱不同，所以对蚊子叮咬的反应也不尽相同，有的人几乎没有反应，但大多数人的皮肤会出现红斑、丘疹、风团并伴有瘙痒。一些过敏体质的人被蚊子叮咬后，叮咬部位周围的皮肤会释放大量的细胞因子，引起超乎常人的反应，如水疱、斑块、瘀斑、肿痛，并且持续很长时间才能消退。此外，当蚊子叮咬人体某些特殊部位（如眼睑、口唇、耳垂、外阴）时，由于这些部位富含疏松结缔组织，所以更容易发生显著的肿胀，称为血管性水肿。

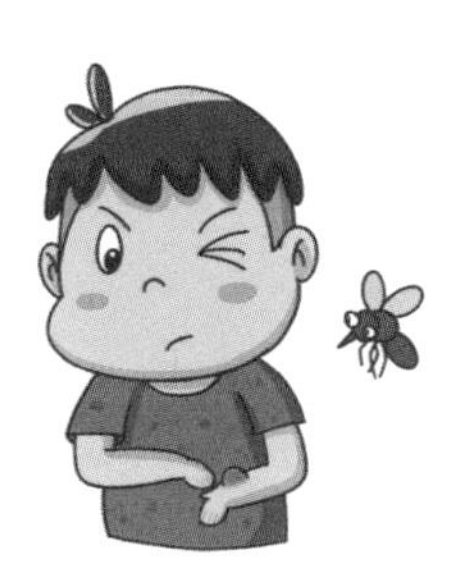

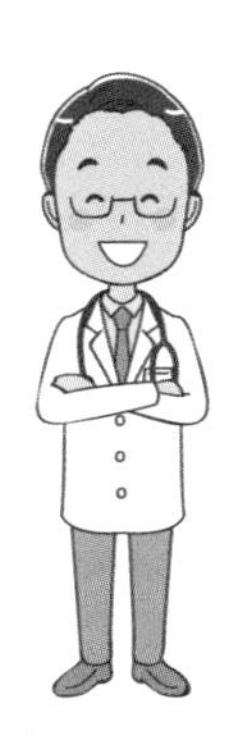

说了那么多关于蚊子的事儿，你是不是很想消灭它们？其实在地球上还没有人类的时候，蚊子就已经存在了。据科学家推测，最早的蚊子祖先化石大概出现在 1.7 亿年前的侏罗纪时期，全世界有记录的蚊子种类在 3 600 种以上。在和人类漫长的斗争中，蚊子不仅没有灭绝，而且遍布世界各地。蚊子的繁殖和生长能力使得我们不能彻底将它们

消灭掉，但其实也没有必要消灭它们，因为蚊子的存在对于自然界来说存在“两面性”，一方面，蚊子会把疾病传播给人类，给人类带来健康负担，并影响人类的工作和生活；另一方面，蚊子的幼虫主要以水体中的有机物碎屑为食，是食物链中不可或缺的一环，所以我们要灵活、科学地运用各种手段将它们的数量控制在能够接受的范围。因此，我们还真得用辩证的眼光去看待蚊子这一古老的昆虫家族。

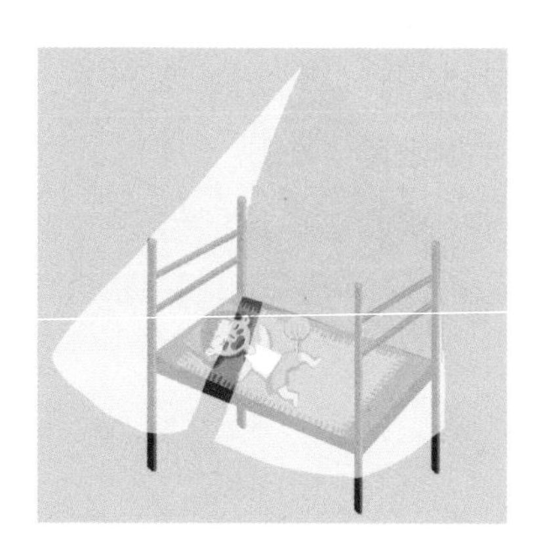

2 蝇类篇

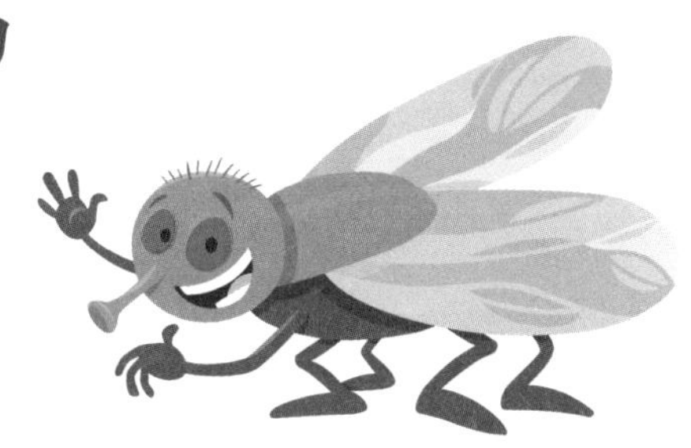

2.1 你有见过把自己的头当玩具的吗？苍蝇就是这么会玩

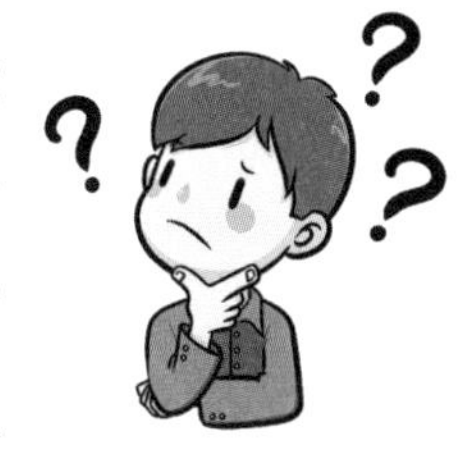

一说到苍蝇，绝大多数人的第一反应就是脏、不卫生、害虫……虽然苍蝇“人人喊打”，但它们也有令人想不到的一面哦！它们居然会把自己的脑袋扯下来玩。大家会不会有这样一个疑问：为什么苍蝇会有如此奇怪的行为呢？仅仅是因为好玩吗？下面我们就来探秘一下。

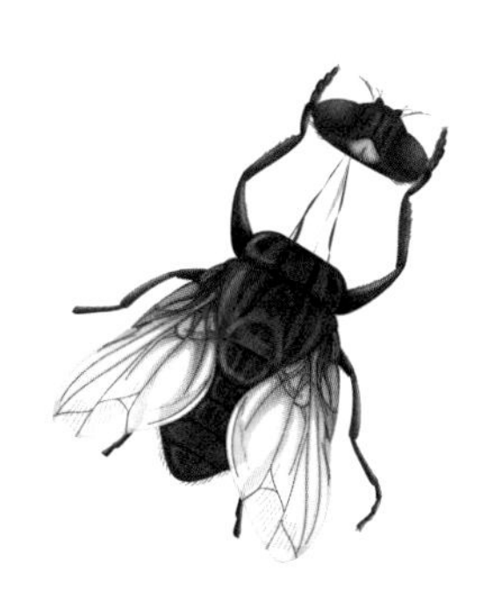

其实这不是苍蝇常有的行为，更多的是它们操作失误所造成的，是它们无意识的动作，也许是在搓手搓足和擦脸时用力过猛，一不小心就把自己的脑袋扯下来了，甚至它们自己可能都不知道手里的东西是它们的脑袋，还会去“肆意”把玩一阵。对此，大家是不是又有疑问了呢？脑袋都掉下来了，为什么它们还能动呢？众所周知，对于绝大多数动物而言，脑袋掉下来后会失血而亡，但苍蝇这类昆虫，它们体内的循环系统属于开管式，血液主要在心脏、背血管以及其他各种器官和组织间流动，并且它们能用腹部进行呼吸，所以当脑袋被拧掉后，它们只是看不见东西而已，躯体还是能活动的，但是，由于没有了脑袋，苍蝇便无法正常进食，只能排泄，从而导致能量不断流失，最终被活活饿死。

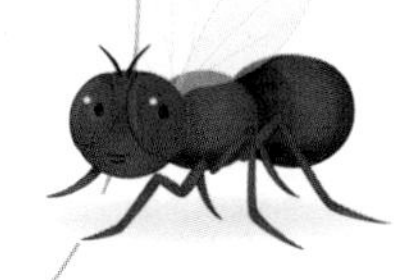

2.2 苍蝇喜欢搓手搓足，你好奇吗？

在我们看来，苍蝇特别不讲究卫生，非常恶心，常常喜欢停留在脏脏的粪便、腐臭的动物尸体或发霉腐烂的食物上“肆意”地进食。其实，从苍蝇的角度来讲，它们可是有“洁癖”的，比绝大多数人类都还要讲“卫生”，随时搓手搓足，很注重自己的“手足卫生”。那它们搓手搓足的主要目的是什么呢？下面我们来详细讲讲。

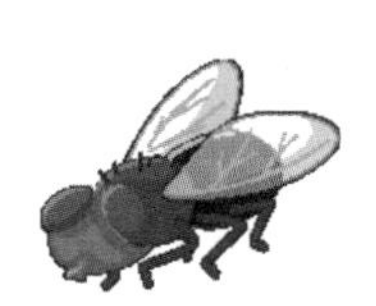

①饭前讲卫生，“洗手洗足”后进食。苍蝇的味觉和触觉感受器长在手足上，主要靠手足来分辨食物的味道和质感，但是它们手足部的黏性很强，容易沾上脏东西，所以它们要先搓手搓足，把刚刚在别的地方粘到的脏东西先搓干净，然后才可以正确分辨气味，美美地饱餐一顿。

②帮助快速起飞和无障碍降落。苍蝇手足上容易沾满各种食物，闲暇时间停下来搓搓手足，清理上面沾着的食物，能减轻自身的重量，有利于自己快速起飞

吃雏菊花粉的苍蝇

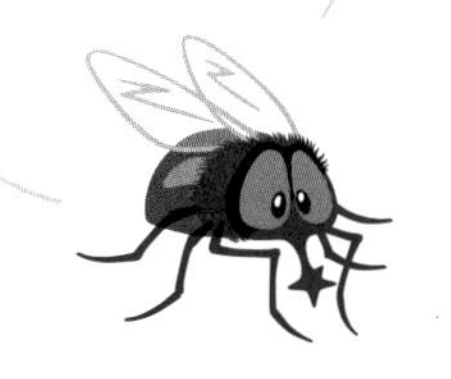

和无障碍降落。

③吸引雄性进行交配。其实在苍蝇界，会搓手搓足且搓得快的雌性苍蝇才迷人，每到交配的季节，雌性苍蝇就会通过搓手搓足来释放自己的性信息素。当遇到心仪的雄性苍蝇时，它们便会加快搓手搓足的速度来吸引雄性与其交配。

2.3 苍蝇进食的小秘密，一起来揭晓

每到夏天，苍蝇飞来飞去，难免会给大家带来骚扰和烦恼。在人们工作和学习时，它们会对良好的工作和学习环境造成影响；更糟糕的是在进餐时，美味佳肴都会因为有它们的存在而影响人们的食欲和心情，一旦人们食用了被它们携带的病原体污染的食物，可能造成食物中毒及肠道传染病的发生……那么，苍蝇与食物有哪些小秘密呢？这就要从它们“神奇的进食方式”说起啦！

苍蝇进食采用的是“体外消化”的方法，当苍蝇接触到食物时，它们会用口器上和足上的化学感受器来辨尝味道，这些感受器对糖液很敏感。当它们遇到喜欢的食物时，便伸长口器去取食，此时其口器的最前端唇瓣呈滤过状态或碗状，当遇到液体或浆状食物，如糖水、牛奶、蜜汁时，可直接被舔吸入；若是遇到固体食物，如糖粒、面包屑，则会先吐出嗉囊中的液体（此种液体称为吐滴，内含涎腺分泌的唾液，含有消化酶）来分解食物（有没有感觉恶心），并

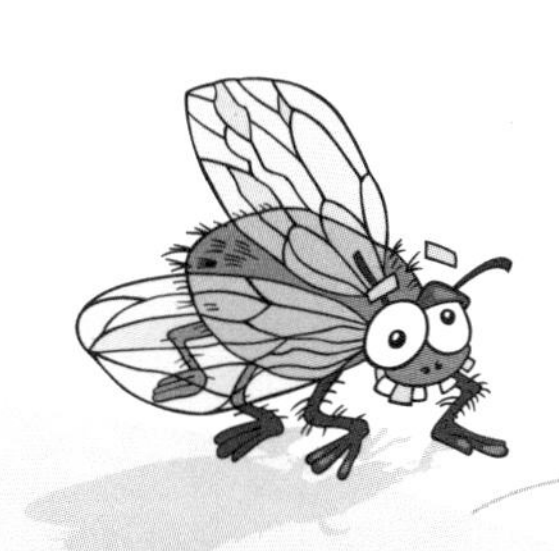

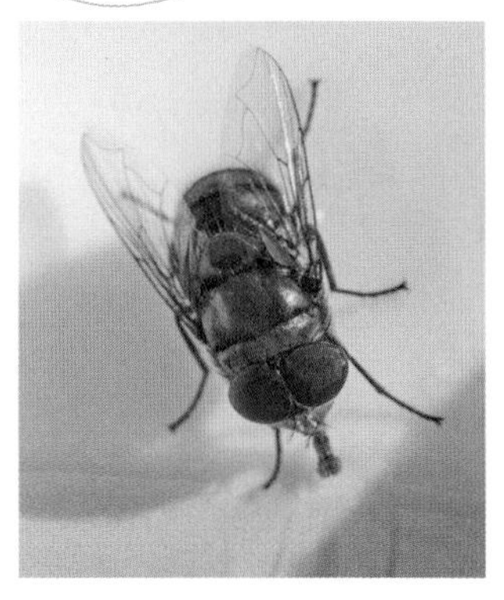
正在吸蜜的苍蝇

利用唇瓣上的细齿粉碎食物中的颗粒，待食物溶解并转化成营养物后再吸入。还有一种便是吞食状态，即食物直接被吞咽入肚。

另外，苍蝇的手足上有味觉感受器，停歇时，它们会不断地用手足四处沾沾尝尝味道，然后又搓一搓，其目的是把味觉感受器清理干净，把旧的味道除去，再品尝新的味道。毕竟搓手搓足的初衷是为了清洁自己，这种行为和我们吃饭前先洗手很像，只是对我们的食物有点不太友好。因此，大家要妥善保存食物，防止被苍蝇叮爬，从而降低食物中毒及肠道传染病发生的风险。

2.4 苍蝇是怎样传播疾病的呢?

苍蝇是人类住区的卫生害虫，不仅会对人类产生视觉污染，还会通过成虫机械性传播或生物性传播病原体进而引起传染病的流行。它们对于垃圾的“迷恋”追逐，使得它们在人类的活动区域里“安营扎寨”，无论多脏多臭的环境它们都毫不在乎！因此，苍蝇就成了某些传染病的“使者”。苍蝇传播疾病需要满足两个条件，一是自身需携带有病原体，即有“货”；二是有传播这些病原体的途径，即将“货”送出去的途径，而它们往往具备这样的能力。

苍蝇体内和体表均可携带病原体，不过更值得关注的是它们体表所携带的病原体，因为其传播更直接，在疾病流行上具有更重要的意义。苍蝇可以携带细菌、病毒、衣原体和真菌等病原体，其中，细菌是苍蝇机械性传播最主要的病原体。苍蝇携带的细菌种类包括葡萄球菌属、埃希菌属、球杆菌属、克雷伯菌属、变形杆菌属、芽孢杆菌属、不动杆菌属等。苍蝇也可携带禽流感病毒。由于苍蝇往来于人类食物和污秽环境之间，有些时候甚至会携带可产生黄曲霉毒素的真菌。此外，苍蝇还可成为衣原体的保虫宿主和传播媒介。

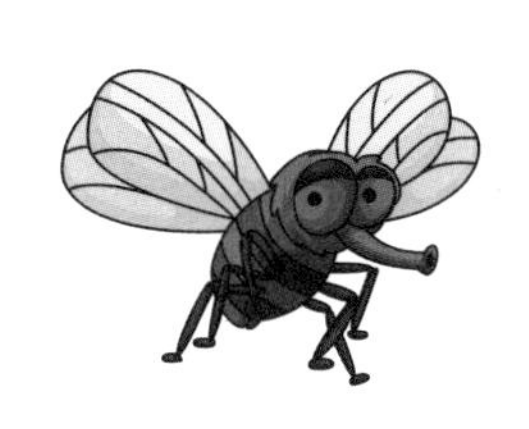

苍蝇的食性也是其传播疾病的主要方式之一。苍蝇的食性主要是由它的“嘴”决定的，苍蝇按口器类型可以分为3类：不食性苍蝇，其口器退化，成虫全靠幼虫时储存的营养，这种苍蝇在羽化后即可交配，产卵后即死亡；吸血式苍蝇，其口器为刺吸型，以取食动物和人的血液为主，雌、雄蝇均吸血，因而对传播人畜疾病起重要作用；舐吸式苍蝇，口器为吸吮型，只能吸吮流质或半流质食物，这类苍蝇数量很多，人们要特别留意其传播肠道传染病。

2.5 苍蝇为啥会“百毒不侵”？

让我们来看看苍蝇为啥会“百毒不侵”。

第一，苍蝇进食的方法是：一边吐，一边吃，一边拉。整个吃、消化、排便的流程一般只需要7~11秒。苍蝇就是靠这种高速度、高效率的消化、吸收和快速外排的方式，在病原体还没来得及作恶之前就把它逐出体外了，因此苍蝇一般不会得病。

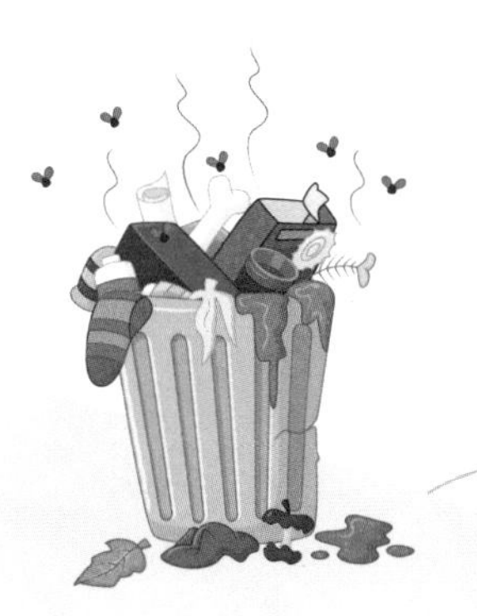

第二，苍蝇不得病是体内有特殊免疫系统的缘故。当病原体侵入苍蝇体内，威胁到它

们的机体健康时，它们的免疫系统就会立即释放出两种免疫蛋白来抵抗，即 BF64 球蛋白和 BD2 球蛋白。这两种免疫蛋白，可以说是苍蝇体内的“跟踪导弹”，因为当它们从免疫系统发射出来以后，就能自动寻找病原体，并引起爆炸，与“敌人”同归于尽；并且这两种球蛋白，一般都是联手对敌，一前一后寻找目标。体内侵入的病原体太多，免疫系统产生的“跟踪导弹”会相应增加。

第三，科学家们通过研究发现，在苍蝇体内具有许多抗菌物质，正是这些抗菌物质对病原体的抵抗作用，才使苍蝇免于得病，成为名副其实的“药神”。

①抗菌肽：具有广谱抗细菌、抗病毒、抗原虫、抗肿瘤的作用，是研究最多、发展很快的一个领域。

②抗菌蛋白：从棕尾别麻蝇、绿蝇、果蝇、舌蝇幼虫中分离出多种抗菌蛋白。抗菌蛋白具有广谱杀菌作用，能杀灭多种病原体，对病毒、原虫及某些肿瘤细胞均有杀伤作用，且难以产生耐药性。

③昆虫凝聚素：昆虫凝集素的意义在于抗癌，研究发现其能治疗鼠体腔和实体瘤，如果能把昆虫凝集素用于人类癌症的治疗将是一件十分有意义的事情。

此外还有免疫蛋白、免疫肽、酚氧化酶原等抗菌物质。苍蝇体内抗菌物质的发现，为人类抗菌药物的研制、开发提供了一个新

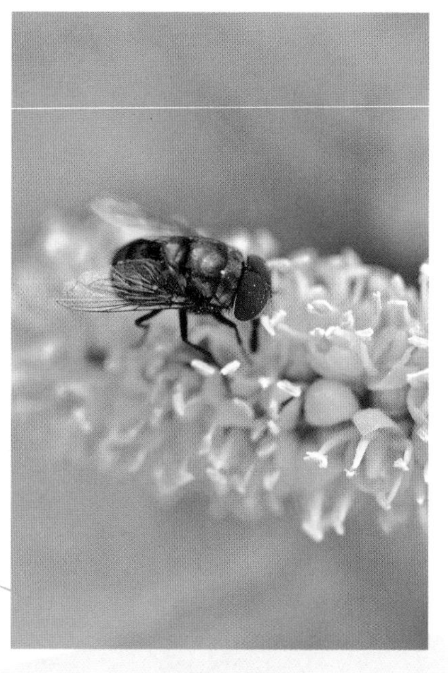

苍蝇在花上

的领域。

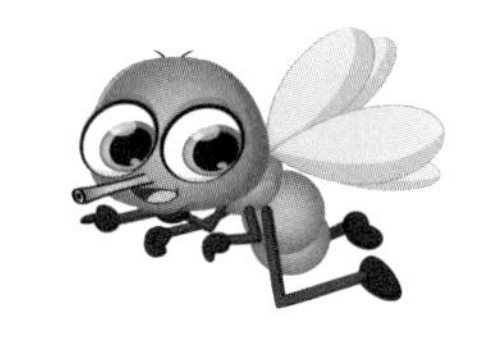

苍蝇进食的特征、免疫系统和抗菌物质的作用使细菌、病毒、衣原体等病原体不会对苍蝇自身产生影响。苍蝇体内抗菌物质令科学家们产生了极大的兴趣，在抗菌物质开发、利用方面是一个很有发展前途的方向，但是在人类生活的区域，苍蝇通过机械性传播的方式，可以将这些病原体传给人类，给公共卫生安全带来危险，因此要积极开展防治，降低居住地及周边的苍蝇密度。

2.6 为什么夏天酱油会生虫?

时逢夏日，大家是不是屡屡发现家里的酱油、酱料、鱼肉、饭菜、

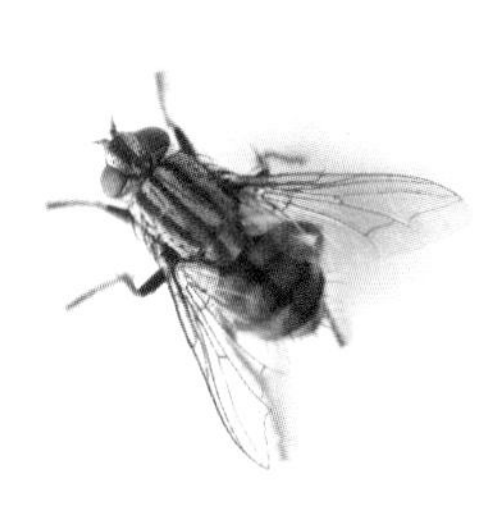

奶制品等生虫事件均会不时上演，其中又以酱油出现生虫现象的频率最高。刚买回来的酱油，才吃了两天，打开的时候就发现里面长了很多小虫，真的太可怕啦！那么，这些小虫是什么呢？它们是从哪里来的呢？

其实，这种小虫正是苍蝇的幼虫——蛆，它们就是“酱油生虫”的真凶——酱亚麻蝇！酱亚麻蝇是麻蝇科亚麻蝇属下的一种昆虫，其习性比较特殊，喜欢产虫在酱类产品中，譬如豆瓣酱、酱油，这也是酱亚麻蝇别称中带“酱”字的原因。

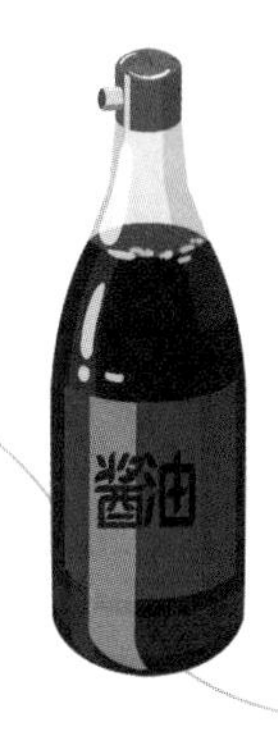

苍蝇属于完全变态的昆虫，一生要经历卵、幼虫、蛹、成虫四个阶段，一般是成虫先产卵，进

而孵化为幼虫，而酱亚麻蝇具有比较特别的“卵胎生”方式，卵胎生是指虫卵直接在母体内发育，母体生产的时候直接产虫。这也是在我们生活中食物暴露于外界环境的时间并不长也没有看到虫卵，但却发现食物生虫的原因。

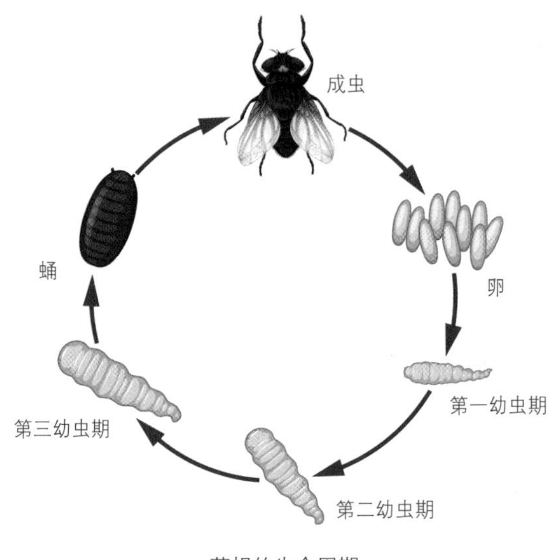

苍蝇的生命周期

为了防止苍蝇进入室内，避免上述事件的发生，家庭门窗应安装防蝇帘、纱门、纱窗，可有效防止苍蝇进入。对少量进入室内的苍蝇，可采用苍蝇拍、灭蝇灯、电蝇拍等物理方式予以杀灭。最重要的是管理好垃圾——**“四要”，即垃圾要分类、要及时处理、要日产日清、要密闭管理**。

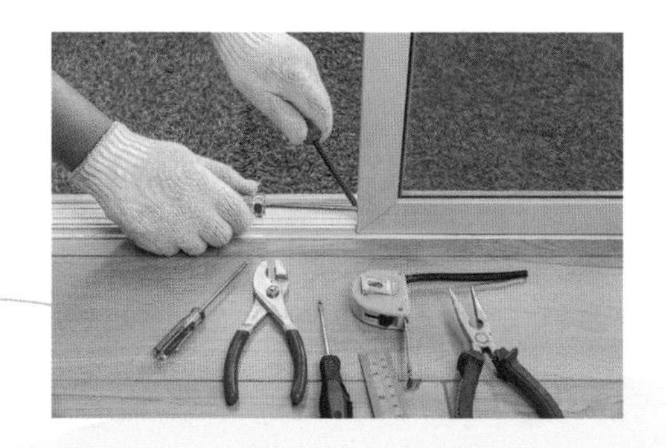

清除暴露垃圾，做好厨余垃圾的收集、压缩、运送，是防止苍蝇孳生的必要前提。

2.7 在家里出现的“红眼小蝇”，你了解吗？

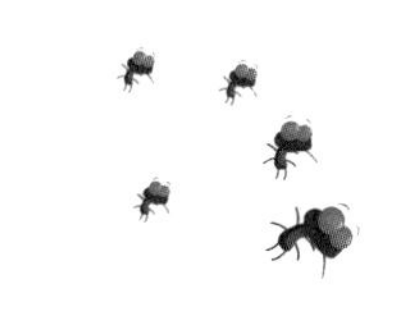

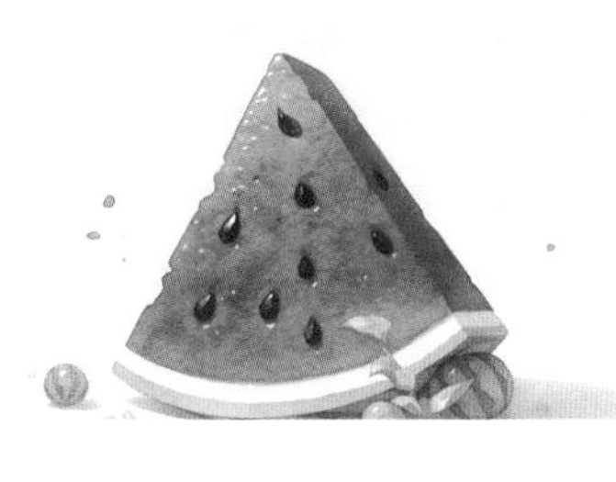

在我们日常生活中，有一些小飞虫虽然危害不大，不会造成疾病的传播，但是总会给人们的生活带来些许烦恼，看到它们，难免影响愉快的心情。它们总是伴随着温度上升出现在我们室内，如果汁吧、水果摊、饭店，它们长着一对红红的眼睛，在室内飞来飞去，影响人们的心情和室内环境卫生，明明刚刚采买回来的新鲜水果，放在收拾得清爽的家里，当准备美美地享用它们时，却遭来这些“不速之客”。它们有着一个十分可爱的名字——果蝇。那么，它们是一种什么样的生物呢？

果蝇，顾名思义，是喜欢水果的蝇类。它们一生要经历卵、幼虫、蛹和成虫四个阶段。因为它们个头小，所以容易穿过纱门、纱窗进入室内，常常在水果市场、垃圾堆、居民家里，尤其是在有点腐烂的水

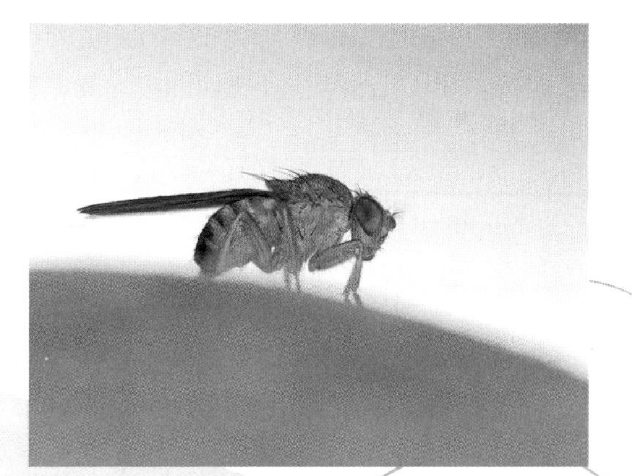

果蝇在水果上觅食

果上，可见它们成群飞舞。那么，烦恼就来了，它们在哪里孳生的？我们如何清除它们呢？

果蝇幼虫的食物来源主要是造成水果腐烂的微生物（如酵母菌和细菌）以及含糖分的水果等。因此，果蝇产卵往往是在有食物和水分的地方，如腐烂的水果、垃圾桶、潮湿的水槽，都成了果蝇孳生的“摇篮”。因此，针对这些潜在的孳生地该怎么做呢？

第一，每天尽快清理掉垃圾桶里的果核、果屑及损坏的水果等，不要把水果直接放在室内，宜将水果放在冰箱或封闭的食品袋里，采买时不宜购买过熟的水果。

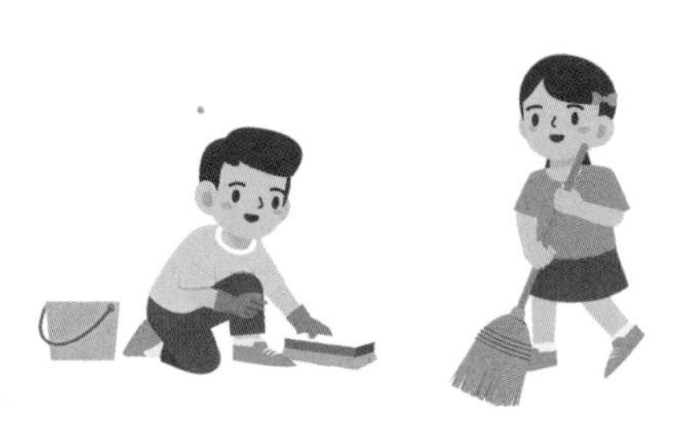

第二，垃圾桶容易孳生果蝇，发现后可以用热水加洗涤剂彻底清洗垃圾桶；含糖分的啤酒瓶或饮料瓶宜冲洗后再放入垃圾桶里，垃圾桶应套好袋子，并选用紧密贴合的盖子。

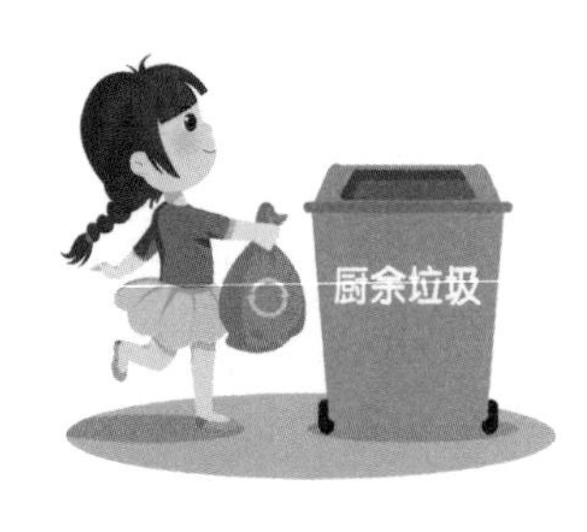

第三，要注意检查排水管和排水沟是否完好通畅，有无溢流或者垃圾残留，腐烂的水果易引诱果蝇孳生，如果发现排水管有果蝇孳生，可以用加有洗涤剂的开水往下水道里灌烫，并用刷子刷洗排水管边缘。

第四，家里的旧抹布、旧海绵、拖布等可能是果蝇孳生的温床，无用的及时扔掉，有用的宜洗净放通风口晾干存放。

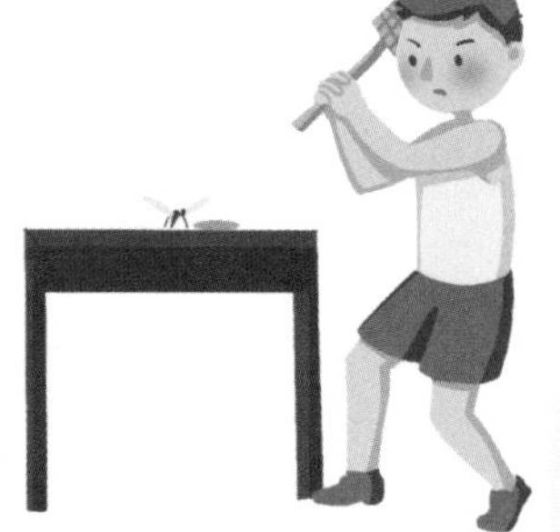

第五，损坏或者变质的水果应丢弃在室外的垃圾箱，以免把携带有果蝇虫卵的水果带到

室内，新鲜水果宜用清水仔细洗净，晾干储存。

此外，可以安装细密的纱门、纱窗，防止果蝇进入室内；也可以采取诱捕或黏捕法将它们捕获后及时清除；还可以采用乙醇、拟除虫菊酯类杀虫喷雾剂等喷洒杀灭。

2.8 在室内“盘旋飞舞”的蝇类，你了解吗？

大家有没有注意到，有一种蝇类，出现的季节比较早，每年 3—4 月就能看见它们的身影，它们总是喜欢在人们活动的屋檐下及客厅、办公室、会议室、餐厅内不停地来回盘旋飞舞，有时围绕着悬挂的吊灯或类似的物体转圈，且能突然飞去又返回，想不去理会它们都难，这些“旋飞”的苍蝇，它们其实是厕蝇，隶属于节肢动物门昆虫纲双翅目厕蝇科厕蝇属。它们的幼虫主要孳生于人畜粪便、腐败的动植物、垃圾堆，可以寄生在人体内引起消化道或泌尿道蝇蛆病。虽然它们的成虫体型较小，但却在疾病的传播中扮演着重要角色。它们常在蔬菜和水果摊点、集贸市场、厕所、酿造厂以及畜禽圈周围活动，经常侵入室内。那么，怎么阻隔它们进入我们的室内空间呢？

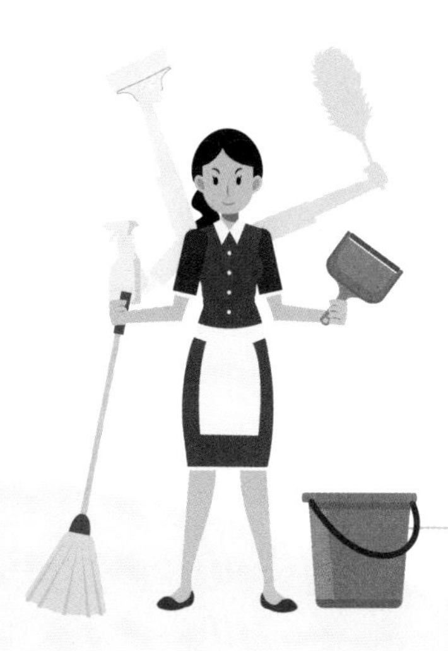

它们往往都是通过室内与外界相通的缝隙或通道进入的，对此，可以安装纱门、纱窗、胶帘及风幕机等设施来阻挡，正确、合理地安装及使用设施，可以阻止大部分的苍蝇进入室内。一旦有漏网

之蝇进入，可以使用手动或者电动灭蝇拍捕打，或者使用灭蝇器械灭蝇，也可以使用灭蝇毒饵、毒蝇绳等灭蝇。在使用药物时一定要避免误食和做好防护。

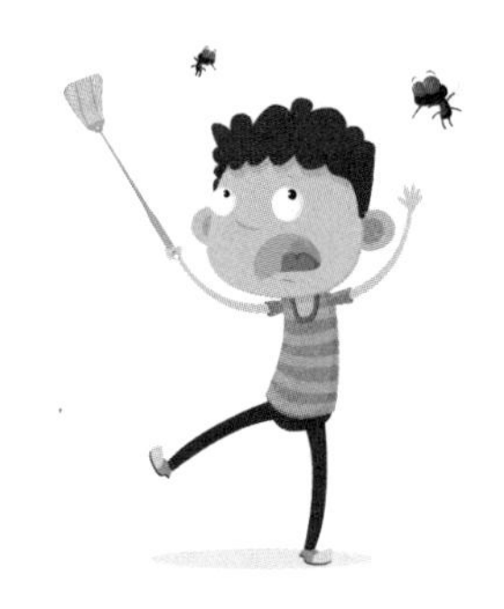

3 鼠类篇

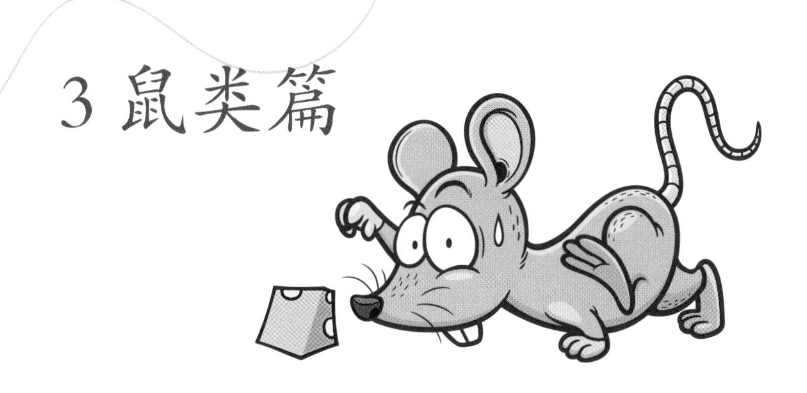

3.1 不小心触碰了老鼠的粪便会得病吗?

老鼠是多种疾病的储存宿主和传播媒介，如鼠疫、流行性出血热、钩端螺旋体病就是我们常说的鼠传疾病。老鼠主要通过三种途径将疾病传播给我们，第一种途径是老鼠身体表面可能存在一些体表寄生虫，如跳蚤、螨虫，这些寄生虫在我们接近老鼠时可能会叮咬我们，它们在叮咬时可能将老鼠体内携带的一些病原体传播给我们，使我们患上相关疾病，如鼠疫就是主要通过老鼠身上的跳蚤传播；第二种途径为间接传播，即体内带病原体的老鼠在我们生活环境中活动时，会排泄带病原体的粪便和尿液等分泌物，这些粪便、尿液等污染了我们的食物或饮水，若我们恰巧食用了这些食物和水后就可能感染相关疾病，如流行性出血热就能通过这种方式传播；第三种途径则是当我们看见家中有老鼠时，在扑打它们的过程中，可能被它们咬伤，造成老鼠携带的病原体直接通过伤口侵入我们的身体而患上相关传染病。

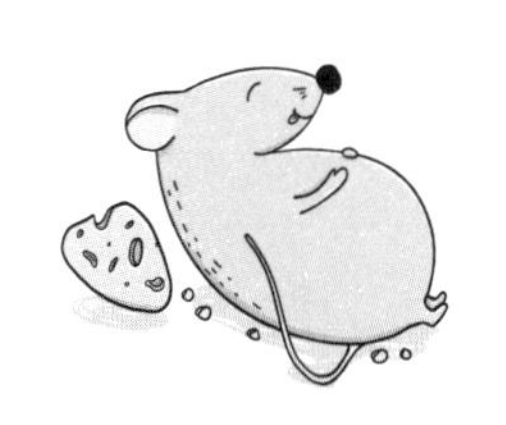

综上所述，我们触碰到老鼠的粪便是有可能感染相关疾病的，因此，当发现家里有老鼠粪便时应当戴上一次性手套进行清理，如果无意触碰到老鼠的粪便，应该立即洗手消毒，避免感染相关疾病。

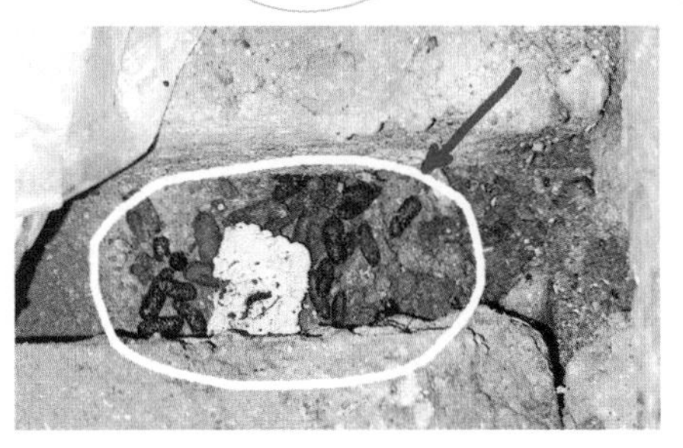

新鲜的老鼠粪便

3.2 城市里常见的老鼠主要是哪几种？它们喜欢吃什么？

在城市居民区主要有两种老鼠比较常见，第一种是肥硕黑亮的褐家鼠，这种老鼠个头一般比较大，一对耳朵比较粗短，喜欢在居民住宅附近的垃圾堆和下水道活动；第二种是黄胸鼠，个头比褐家鼠略小一些，有一对又大又薄的耳朵，身体呈黄褐色，它们特别擅长攀爬，能够飞檐走壁，一般在楼房里发现的就是这种老鼠。

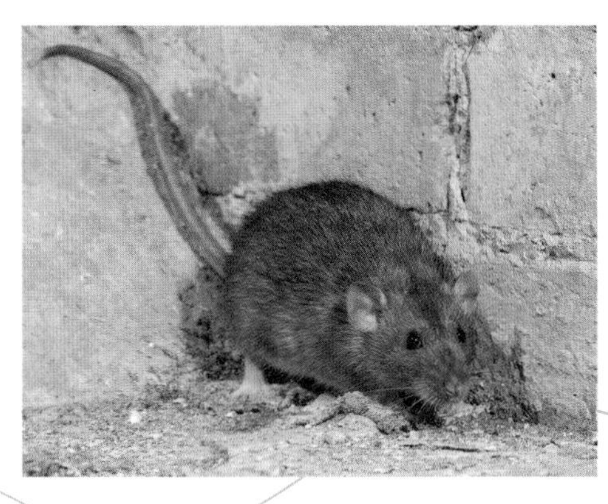

褐家鼠

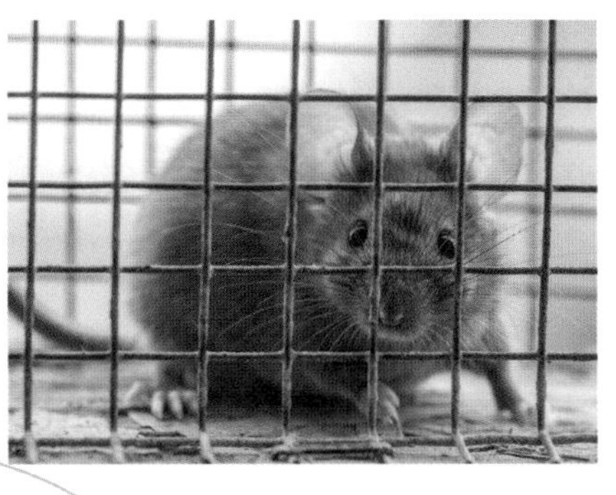

黄胸鼠

此外，还有一种在城市居民区里常见、长得很像老鼠而被人误认为是老鼠的四川短尾鼩，它其实是食虫目鼩鼱科短尾鼩属的哺乳动物。四川短尾鼩外形呆萌，有着尖尖的鼻子、短短的尾巴及退化的小眼睛，全身毛茸茸的，经常穿梭在公园草丛和居民区的绿化带中，其为杂食性动物，虽然捕食一些害虫，但破坏农作物，传播某些疾病，仍属害兽之一。

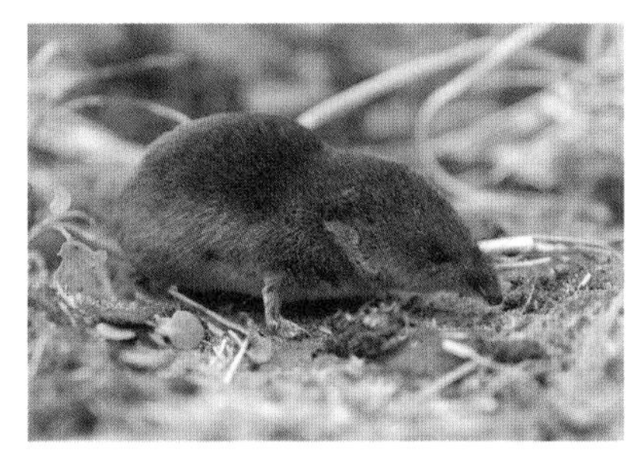

四川短尾鼩

老鼠的饮食结构比较杂乱，粮食、水果、餐厨垃圾等均是它们的食物来源，可以说绝大部分有机质都可被它们食用。但不同的鼠种对于食物的偏好是不同的，褐家鼠喜欢吃肉类、坚果等含油脂较多的食物，黄胸鼠则更喜欢萝卜、谷子等一些植物性食物，而四川短尾鼩常吃昆虫和种子等食物。总体来说，我们家居环境附近的老鼠几乎所有食物都可以吃，可以说，只要有我们人类活动的地方，就能为老鼠提供食物，故而有一种说法“有人的地方，就可能有老鼠”。因此，我们必须将生活环境中的食物保管好，不然就可能吸引老鼠的到来，造成鼠害。

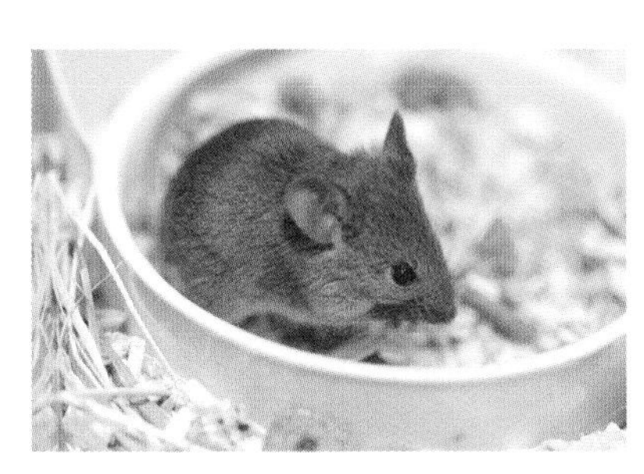

3.3 怎么知道家里有没有老鼠？

如果你的家中莫名窜入一只老鼠，肯定会让你抓狂不已，恨不得立马把它赶出去。但是，老鼠十分机警，通常白天它们会躲在床底下、

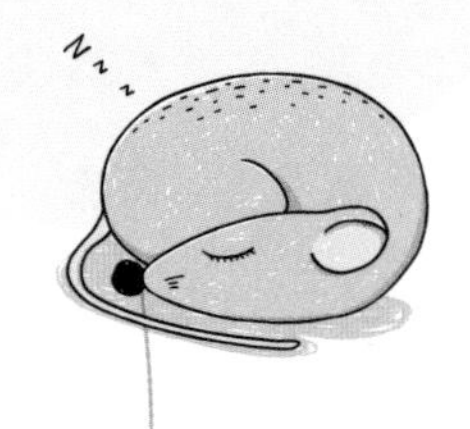

橱柜角落或沙发里等较为阴暗且你不易够着的地方，特别是当外部有声响时，它们会保持静止状态，让你感觉不到它们的存在。有人做过相关研究，几种家鼠一般都在夜间活动，在无人干扰的情况下，它们的活动高峰主要集中在晚上8点到第二日凌晨4点，当周围环境突然出现响动等干扰时，它们又会立刻停止活动一段时间。因此，在一般情况下，我们很难在白天看到家中老鼠直接出现在我们的视野中，要想知道自己家里有没有老鼠，可以通过以下一些迹象来判断：

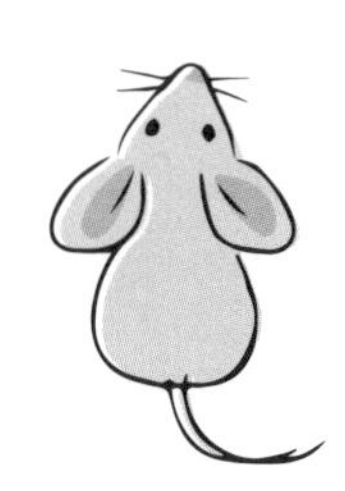

①家中莫名出现食物残渣或包装纸，特别是在偏僻的地方，如沙发底部和橱柜的角落出现花生壳、核桃壳等食物残渣或撕咬过的碎纸。

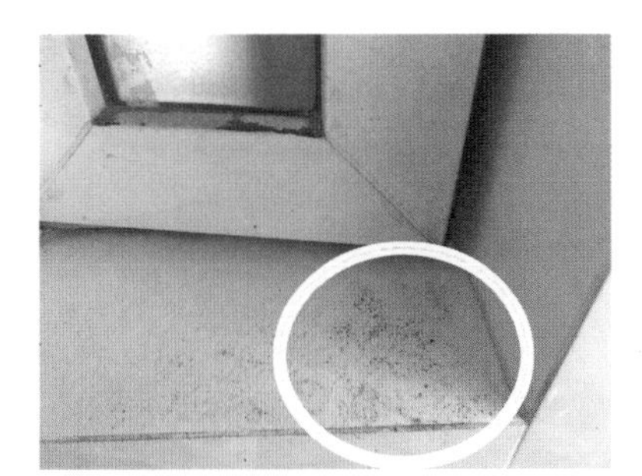

窗台上的老鼠脚印

②家里的家具或电线等出现了新的被咬过或抓过的痕迹。

③家中新发现一些老鼠脚印、粪便或细小毛发等，如看到有灰尘和污垢的物体表面被拖行出一道较窄的痕迹，痕迹中如果残留有油脂或尿迹，说明此处曾经有老鼠经过。

④墙壁、天花板或杂物堆里莫名发出声音或闻到房间有很浓的老鼠尿味，说明家中可能存在老鼠。

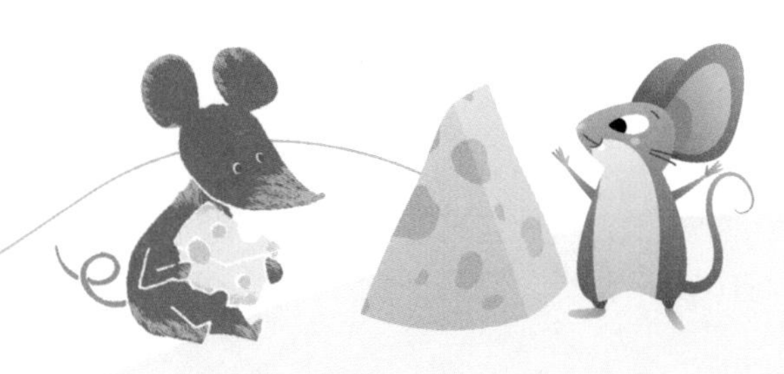

3.4 为什么虽然经常在家安放鼠夹、鼠笼或黏鼠板，但效果并不是很好，经常放置了几天都不能捕获老鼠？

经常会有人提问，自己在家里放鼠夹、鼠笼或黏鼠板，为什么抓不到老鼠？明明看见了老鼠在面前来回穿梭，为什么依然无法在短时间内抓住它们？甚至在黏鼠板上放上可口的食物，也无法吸引老鼠，实现抓捕？

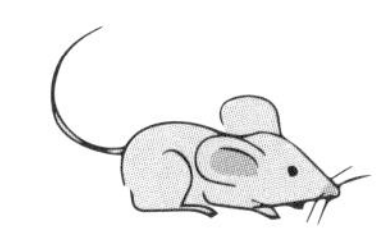

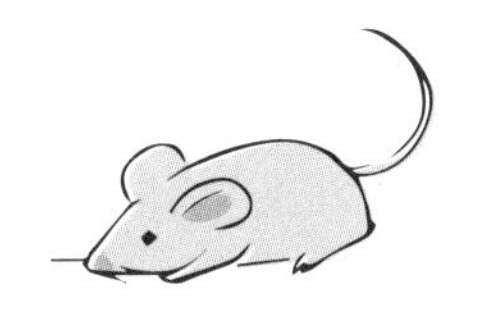

其实，要知道为什么，要先从老鼠的两个习性说起，第一个习性是它们很机警，视力不好，需要靠着触须导“盲”，所以它们喜欢沿着墙奔跑，以便用它们的触须来引导方向；喜欢把窝建在食物和水源之间，建立固定的路线，即“鼠道”，以方便取食和饮水，同时避免穿梭到未知的道路而带来危险。第二个习性是它们的警觉性比较高，它们具有一种行为叫“新物反应”，这种行为让它们对熟悉环境中新出现的物体很警觉，会进行长时间的观察和试探，发现没有危险才会接近这个物体，而一般家里的老鼠新物反应的程度远远超过户外的老鼠。基于以上的习性，我们用黏鼠板、鼠笼等抓不到老鼠，一是因为布放的位置不正确，没有贴着墙根放置在鼠道上，老鼠接触的概率较

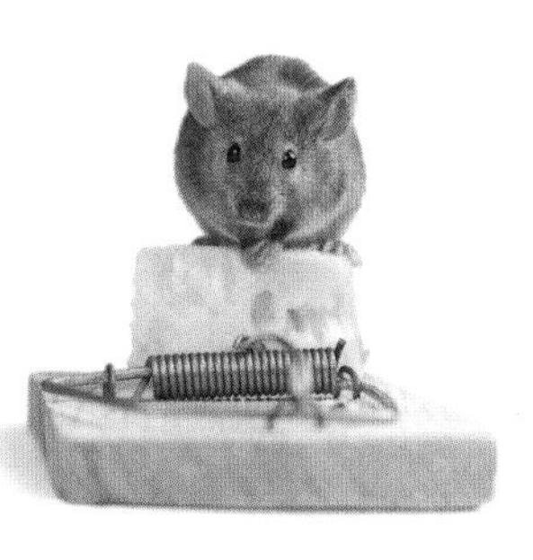

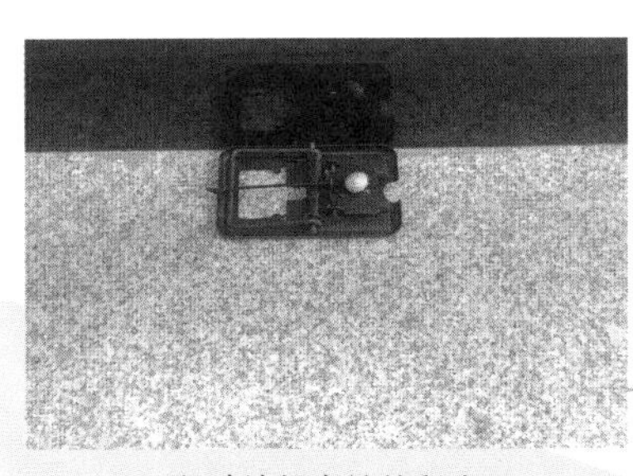

紧贴墙根布放的鼠夹

低；二是因为新物反应的作用，我们放置的捕鼠器械时间太短，老鼠还没有放下防备之心。所以，抓捕家里的老鼠需要有足够的耐心，放置鼠夹、鼠笼或黏鼠板应布放在鼠道或巢穴附近，便于它们更容易去接触、感受，布放后需要等待几天让老鼠完全消除顾虑才能起到效果。

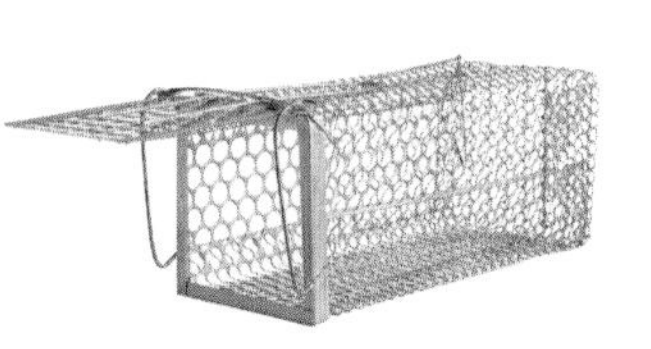

3.5 家中捕获的老鼠该怎么处理？

处理用鼠笼捕获的老鼠：可以找一个比较深且较宽大的盆子，注满水后将鼠笼完全淹没其中，用水淹死老鼠。值得注意的是，老鼠身体表面有诸如跳蚤、螨虫类的寄生虫，会在老鼠死亡后或者水淹时逃出来，此时我们接近就可能被叮咬造成伤害，因此，在把鼠笼放入盆后，需要对盆及周边环境喷洒气雾杀虫剂杀死逃出来的寄生虫。因为老鼠有可能会携带一些病原体，所以将其淹死后要避免用手直接接触，应戴好手套和口罩，用工具（如钳子）将老鼠尸体装入牢固的塑料袋，然后向袋内喷洒消毒剂或稀释的漂白剂水，然后密封塑料袋并放置于有盖的垃圾桶或附近的垃圾箱。

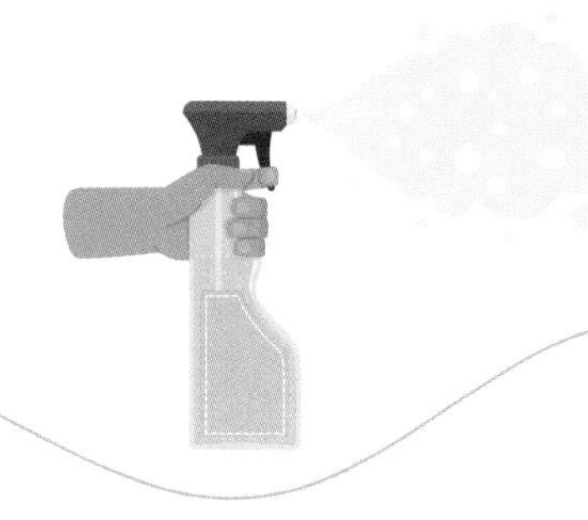

处理用黏鼠板捕获的老鼠：如果发现老鼠没有死亡，同样可以采用水淹的办法处理；如果黏鼠板上的老鼠已经死亡，就需要先对黏鼠板及周边环境喷洒气雾杀虫剂，等待 10 分钟后再按上述方法进行转移。

3.6 为什么老鼠喜欢躲进汽车发动机舱和家中的空调柜机里面，有什么办法解决？

让很多车主比较头疼的一件事就是老鼠拿他们的爱车当家，举家搬入发动机舱，发动机舱被弄得是一片狼藉，让人烦心。更糟心的是，舱内的线束有可能被咬坏，造成汽车无法运行，不仅要损失“白花花的银子”，还要耗费时间去维修，让人不胜其烦。类似的情况也会出现在家里，老鼠也可能把家安在空调柜机里面，瓜子、花生、核桃都能搬进去，并且时间一久，空调柜机里面会堆积一大堆粪便和尿液，肮脏不堪，气味难闻。如果遇上盛夏，空调柜机内的线路被老鼠咬坏而无法使用，更让人崩溃。

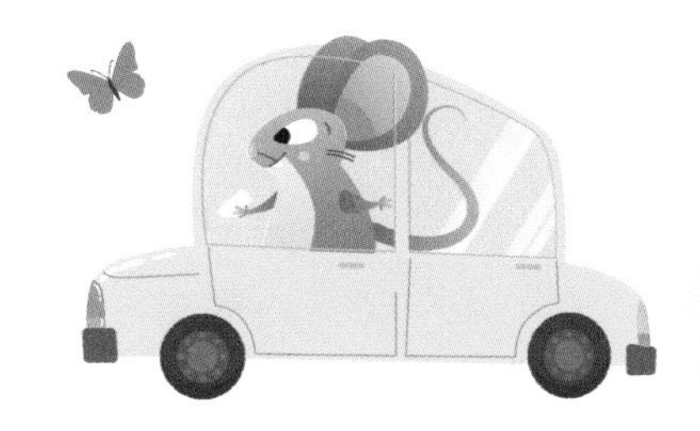

那么，到底为什么老鼠老往汽车发动机舱和空调柜机里面跑呢？

首先是因为这两个地方会因电动机工作而产生热量，相对于外界环境更加暖和，天气稍冷的时候，老鼠就喜欢跑向这里。其次是因为无论是汽车发动机舱还是空调柜机，其内部结构较复杂，存在很多开放式孔洞，人、猫和狗等都难以触及，但老鼠却能在里面活动自如，所以对于它们来说，汽车发动机舱和空调柜机是较舒适安全的“避难所”。

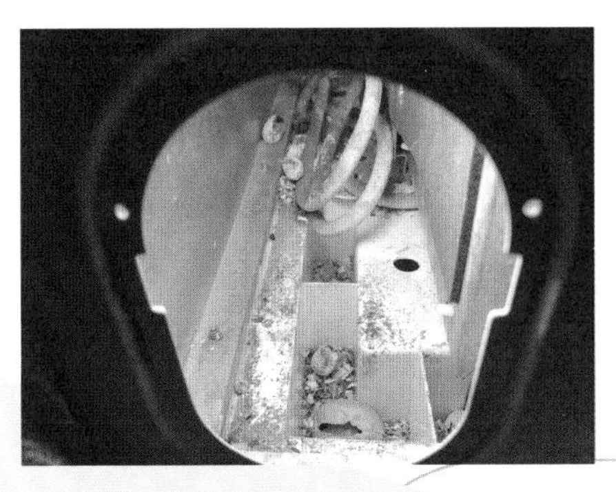
空调柜机里老鼠的巢穴

既然老鼠那么喜欢汽车发动机舱和空调柜机，那我们该怎么预防呢？有什么办法驱赶他们呢？

第一，我们需要定期检查汽车

发动机舱和空调柜机内部，发现有被老鼠带入的食物残渣要及时清理。

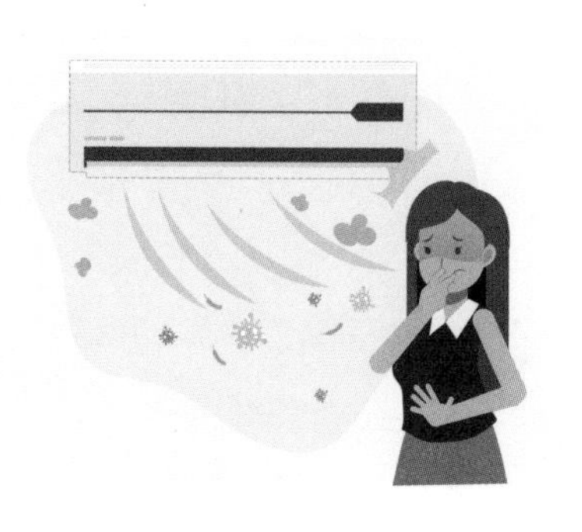

第二，将一些开口较大的孔洞封堵，特别是空调柜机后面有连接外机的管道，管道接口处往往间隙较大，老鼠主要通过这个孔洞进入，因此需要用钢丝球或密封胶泥封堵。对于汽车，应避免长时间停放在一处不动，停放时应避免停放在下水道口和垃圾桶周围等老鼠活动较频繁的区域；如果发现发动机舱内有老鼠，可打开发动机舱盖，敲击发动机舱周围，让老鼠受到惊扰而逃离，或者在发动机舱周围放置装有食物的鼠笼诱捕。

3.7 家里的马桶中怎么突然出现了老鼠？

当你突然发现家里的马桶中莫名出现了一只老鼠，会不会吃惊不已？听起来很不可思议，像是电视剧里的画面，但这一幕的确会在现实生活中上演。那么，马桶中的老鼠到底是怎么来的？

第一，城市的大街小巷存在众多的排水通道，我们住家的排水管道连接了这些通道，对于老鼠而言，这些通道是它们的“高速路”，它们可通过这条“高速路”进入居民家里，探索新的宝地。

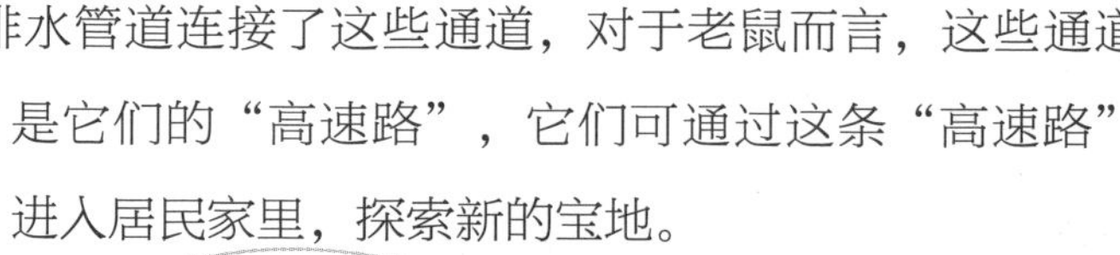

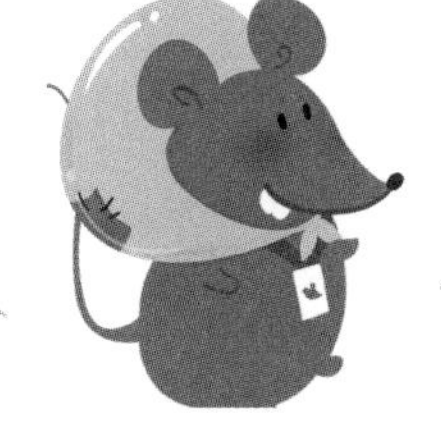

第二，老鼠具有利爪，利爪能帮助它们攀爬垂直的表面，能够在排水管道中灵活穿梭，并且老鼠

具有“缩骨功”，它们的肋骨在受到压力时能够最大限度地收缩，只要它们的头能通过的缝隙，它们的全身就能顺利通过。最后，老鼠是“游泳高手”，依靠后脚划水，前脚操控方向，尾巴充当方向舵，能在水中游动自如，并且它们在水中憋气的时间可长达 3 分钟，还能呼吸狭小空间中残存的空气，这些技能足以支撑老鼠从满满是水的排水管道中顺利通过。因此，当你看见家里马桶中突然出现一只老鼠时，不要觉得不可思议，这正是它们依靠自己的特殊能力从排水管道中潜入住户家中。

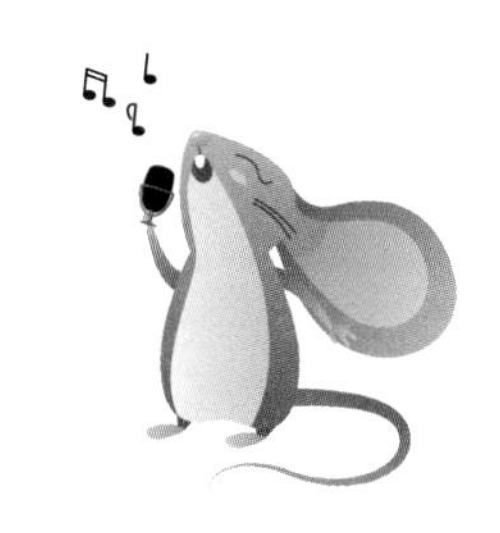

3.8 养猫真能保证家里没有老鼠吗?

在过去我们常听到“猫和鼠是一对冤家，有猫则无鼠”的传言，因此，很多地方通过养猫来杀灭老鼠，特别是在农村地区，这种方式更加流行，这在以往确实起到了一些效果，究其原因主要有两点。

第一，自古流传着“养猫灭鼠”这种说法，因此成了一种共识。

第二，当时食物并不如现在这么丰盛，除了满足我们日常摄入的需求外，余下供猫等宠物食用的口粮并不多，这些饲养的猫只能通过捕食老鼠来充饥。而如今，绝大多数的猫被喂养的目的并不是灭

小猫和小仓鼠

鼠，更多的是为了消除孤寂或出于娱乐的目的，加之现在生活富足，猫往往有可口的猫粮食用，在被喂饱后基本不会外出觅食了。可能有人会说自己亲眼见过自家的猫追捕家中突然出现的老鼠，然而这可能并不是这些猫在捕食老鼠，而是因为猫对一些小型的、移动的物体很敏感，会本能地去追逐它们。饱食、不饥饿的猫追捕移动的老鼠是出于一种本能反应，多是将捕捉老鼠当作一种娱乐方式，而并非要吃掉它们。有调查显示，有猫户与无猫户，两者家中遭受老鼠的侵害并无明显差别。因此，在当今社会，想通过养猫来保证家中没有老鼠是很难办到的。

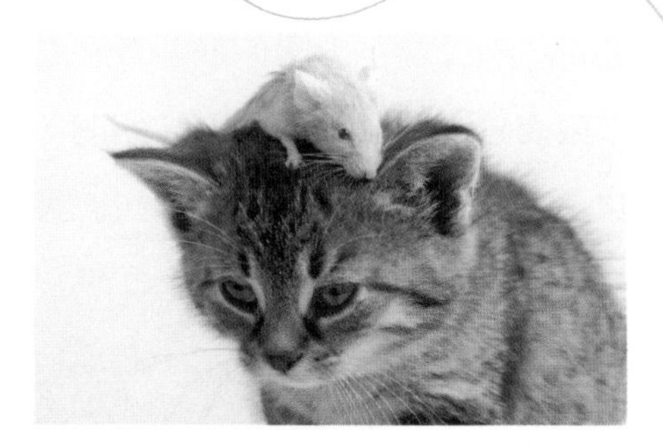

骑在小猫头上的小灰鼠

3.9 “狗拿耗子”，真是多管闲事吗?

有句歇后语叫“狗拿耗子，多管闲事”，说的是狗的职责是看守门户，猫是专捉老鼠的，因此狗替猫捉老鼠，就是多管闲事。然而，事实真是如此吗？答案可能出乎你的预料。

据一些史书记载，战国时期，就有人曾使用狗来捕捉老鼠，到了汉代，民间习俗也有养狗来捕鼠。

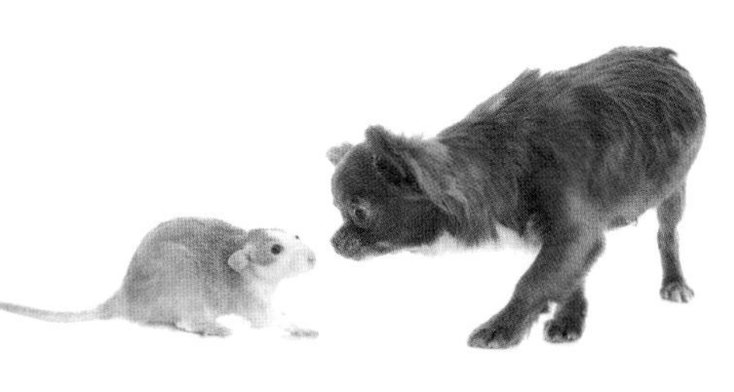

对峙中的狗和老鼠

第一，从大自然食物链角

度来讲，老鼠处于猫和狗的下层，是猫和狗共同的食物，狗完全能够以老鼠作为食物来源。

第二，狗的领地意识极强，它们会把主人的家当成自己的领地，当看见有其他生物侵入时，就会去追逐驱赶它们，遇到比自己弱小的个体甚至会杀死对方。

第三，狗有一种习性，当它们看见快速奔跑的东西时会非常兴奋，会去追逐扑打。因此，当一只老鼠侵入家中时，无论从抓捕老鼠当作食物，还是驱逐老鼠离开自己的领域，又或是出于本能追逐奔跑的老鼠的角度来看，狗捕捉老鼠都是正常事，而非“闲事”。

3.10 网上流传的超声波驱鼠器靠谱吗?

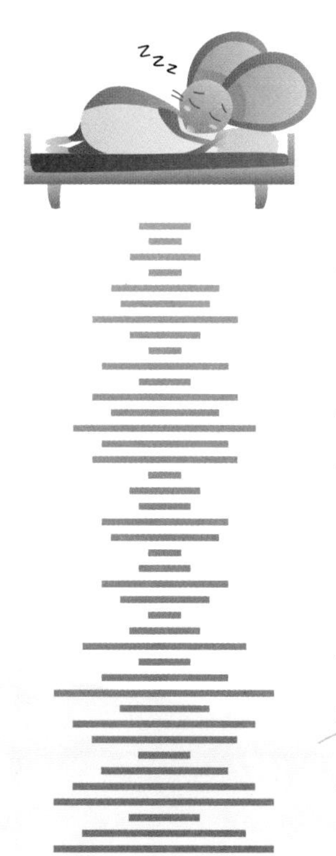

近年来出现很多所谓的超声波驱鼠器，号称能发射一种人耳听不到却能让老鼠难以忍受的超声波，让老鼠逃之夭夭。那么，这些超声波真的可以驱赶家中的老鼠吗？答案是否定的。

早在 20 世纪 90 年代，美国农业部和国家野生动物研究中心曾对啮齿类动物超声波驱逐器进行了效果检测。结果表明，这些动物虽然刚开始有些躁动，但很快就适应了超声波。美国联邦贸易委员会也反复告诫消费者，不要购买超声波驱鼠器，因为这些制造商没有科学证据来证明设备的有效性。此外，有学者研究表明，尽管多年来超声波驱鼠器的专利数量不断增加，但市售的超声波驱鼠器购买量并不高，也间接反映了这种装置的效果不佳。因此，超声波驱鼠器并不能有效减少鼠患，家庭防鼠灭鼠应采取其他有效手段，如封堵家中与外界连通的孔洞就能有效减少老鼠侵入，当发现家中已有老鼠时，可以使用传统的黏鼠板、鼠笼等灭鼠。

3.11 道路两侧或者小区绿化带周围的小洞穴都是老鼠洞吗？

老鼠要在一个地方生存下来需要**三大要素**：

- **食物**
- **水源**
- **栖息环境**

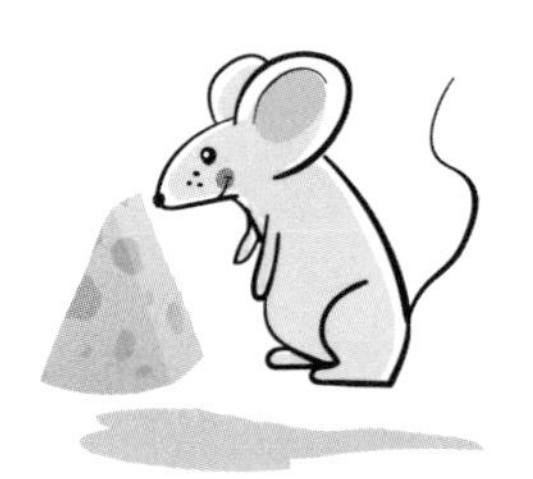

阻断三者中任意一个就能起到降低老鼠密度，减轻鼠害的作用。我们经常能在道路两侧或者小区绿化带附近看到一些较小的洞穴，那

洞口光滑，土壤呈裸露状，
没有杂物阻塞
洞口光滑，植被覆盖率低，
没有杂物阻塞

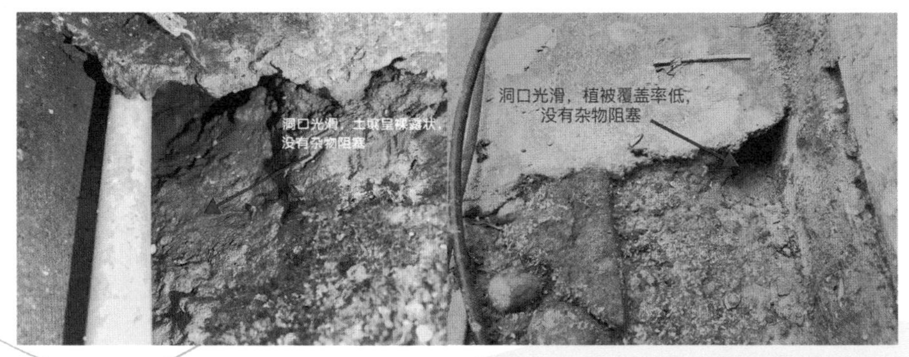

小区周边的鼠洞

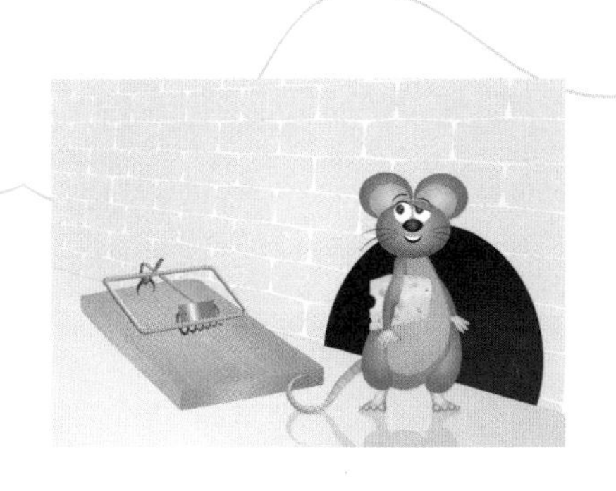

么封堵这些洞穴能否起到减轻鼠害的作用呢?

这就需要我们先认识到底哪些才是鼠洞，只有找准了老鼠的“根据地”才能一锅端。其实，这些洞穴中有一部分是建筑施工留下的工程孔洞，有些则是地面破损形成的狭小缝隙，这些都不是鼠洞，只是看起来和鼠洞非常相似而已。真正的鼠洞有其特点：鼠洞洞口一般为圆形或者椭圆形，洞内通道具有一定的倾斜度，但一般不会垂直于地面；由于老鼠经常进出穿梭，洞口及周边都比较光滑，植被覆盖率较低，土壤呈裸露状，没有杂物阻塞，且可能存在鼠粪、鼠毛等。如果发现一个洞穴内存在杂草或者树叶封堵，说明这个洞穴已经荒废或者根本没有老鼠栖息。当我们发现小区周围存在鼠洞时，一定要及时向洞内投放鼠药，同时进行填埋封堵，从而减少老鼠的侵害。

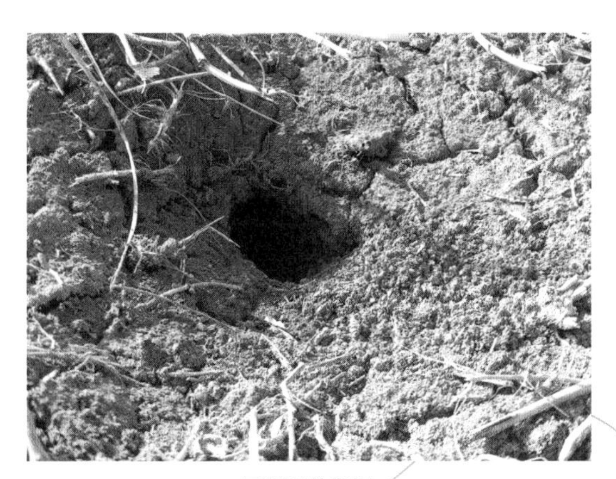

田野里的鼠洞

3.12 “过街老鼠，人人喊打”，老鼠真的一无是处吗?

我们知道老鼠的危害很多，但它们真的一无是处吗?

其实不然，一个物种的存在都有两面性，有危害的一面，也就存在有益的一面。

第一，老鼠本身作为食物链中的一环，在自然界里作为蛇、猫头鹰等动物的食物来源之一，对维持生态系统的稳定有着重要的作用。

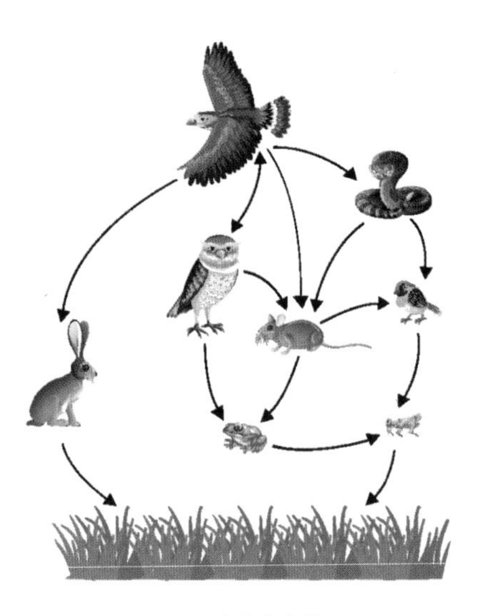

野外的食物链

第二，老鼠可以作为一种实验动物，为我们研究疾病和药品作出了极大的贡献，如大多数新药的试验就是通过小白鼠来完成的。

第三，老鼠有一些经济作用，如豚鼠能提供皮毛制品。

第四，老鼠可作为宠物饲养。

因此，老鼠并不是一无是处的，它们有一些对人类有益的方面。

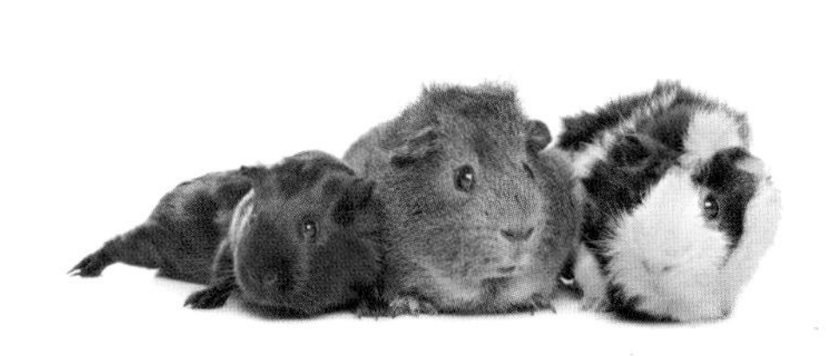

豚鼠

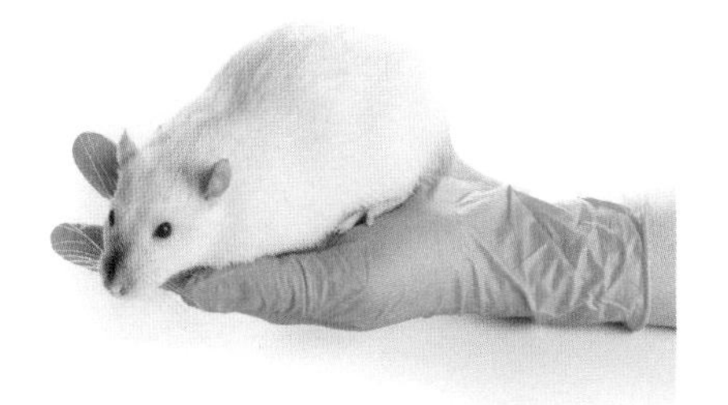

实验用的小白鼠

4 蟑螂篇

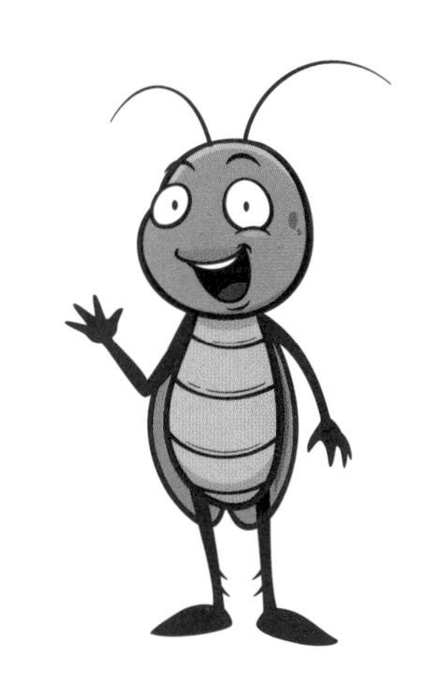

4.1 蟑螂到底躲在哪里？

某一天晚上，你突然打开厨房的灯，发现蟑螂正从你面前仓皇而逃，你们的一面之缘让你疑惑，蟑螂到底藏在哪里？某一个周末，你正在家中清理杂物，刚把东西翻开，一群蟑螂四处逃散，这又让你开始惶恐，到底家中有多少蟑螂？

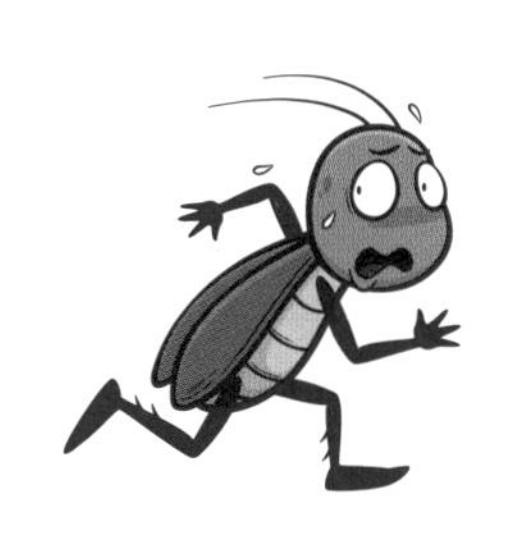

其实，蟑螂是个很聪明的家伙，如果用小小的身躯和我们人类战斗，那一定是以卵击石，因此，它们选择在人类夜晚休息后再出来活动觅食，而白天，它们则会选择藏起来睡大觉。蟑螂是个缝隙、孔洞“爱好者”，你看它们扁扁的身体外形就为钻缝隙、孔洞创造了良好的条件，而且这些缝隙、孔洞给足了它们安全感，我们不仅不容易发现它们，甚至连打扫起来都有困难，这也是它们一旦在家里定居了就很难彻底消灭的原因之一。一定的食物和水对于蟑螂来说是必不可少的，往往在家中，有吃有喝的厨房便是它们的集结地，它们在民间有个俗称——

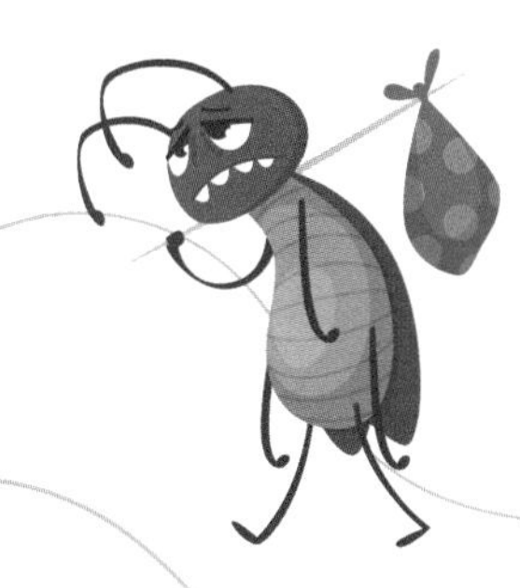

“偷油婆”，想必也是它们经常光顾厨房而得来的“绰号”。蟑螂在南方室内常年有活动，在北方有取暖设施的室内也是终年不绝，可见它们喜欢温暖的环境。

了解到蟑螂的特点和喜好，我们就知道蟑螂到底藏在哪里了。

温暖，有食物，有水，有缝隙、孔洞的地方都是蟑螂可能躲藏的场所，赶紧拿上手电筒来看看这些地方是否有它们的踪迹：在厨房的水槽下面，橱柜的下方和背面，冰箱背面、滑槽，窗户边，门缝处，灶台附近，抽油烟机侧边，瓷砖角缝，门框和柜子铰链处，饮水机里面，插座旁边，微波炉下面，洗手间的洗手台下面、镜子背后和镜框边，墙壁转角和裂缝处，马桶储水弯附近，地漏处和其他洁具附近，客厅的电视机、沙发底下，电视柜、空调管线入墙处，暖气片处，各种电器散热孔里面，等等。

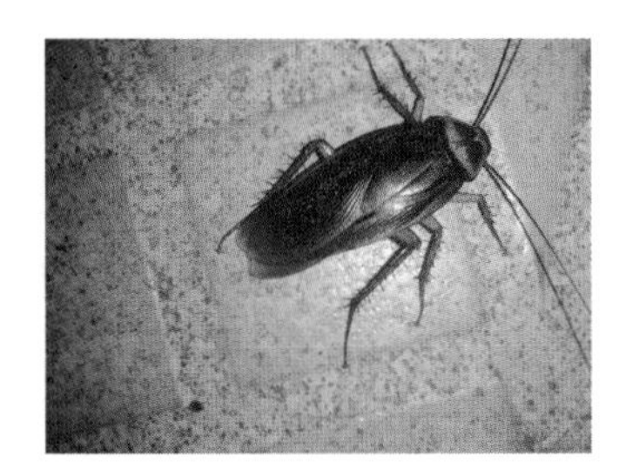

4.2 蟑螂号称打不死的“小强”，它们为什么这么强?

蟑螂有个俗称叫“小强”，有人戏称它们为打不死的“小强”，这里多少有点夸张的成分，但是它们确实在某些方面表现出比较强的本领。

蟑螂曾经和恐龙生活在一个时代，甚至起源比恐龙时代还要早，是古老的有翅昆虫，它们用它们的化石告诉我们，它们可是“看着”我们长大的。可以说看似毫不起眼的蟑螂，其实是动物界的活化石。

蟑螂能够从远古时代存活到现在主要依赖于以下几点。

第一，蟑螂有着强大的适应力。蟑螂强大的适应力体现在食物上，它们对吃的东西要求极低，我们人类的各种食品，没有它们不吃的，甚至书籍、报纸、衣服、皮鞋，它们那像夹子一样的嘴，同样可以咬食；粪便、痰液、垃圾等这些总是让我们避而远之的东西，也同样是它们的美味佳肴。可以说任何有机物都可以作为它们的食物，任何一点残留的有机物都是能留给它们小小个体的一线生机。

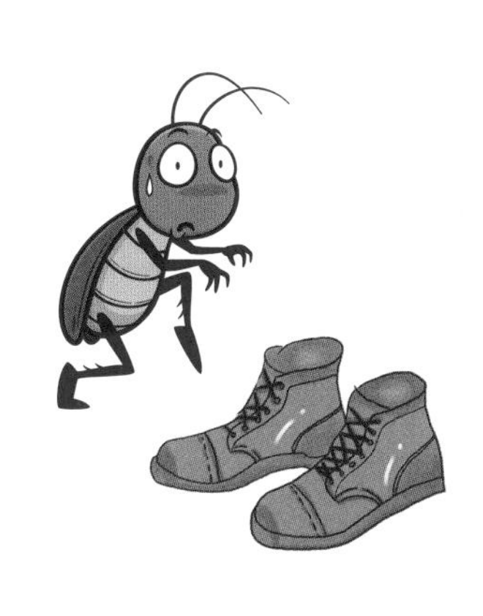

第二，蟑螂有着较强的耐饥饿能力。有研究表明，蟑螂在无水无食的条件下，可以存活至少 8 天，如果给它们提供水，存活的时间更长。可见小小的蟑螂，生存能力非常惊人。

第三，蟑螂有着惊人的繁殖能力。蟑螂的繁殖方式比较特殊，蟑螂妈妈会产出像零钱包一样的卵鞘，其卵鞘壳较硬，既防水又保湿，可有效地保护卵鞘内几十个卵宝宝，是非常优秀的“育儿袋”。

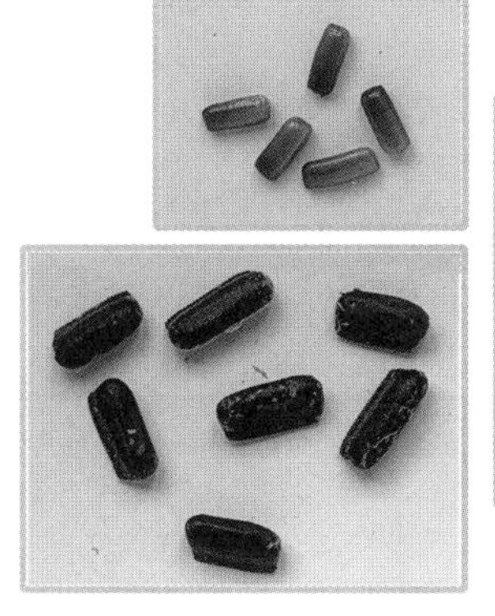

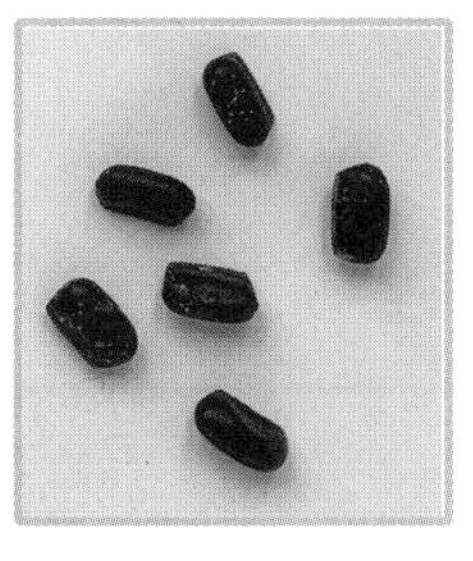

不同蟑螂的卵鞘

蟑螂属于不完全变态昆虫，一生要经历卵、若虫、成虫三个阶段。

有趣的是，通常我们只能看见蟑螂的卵鞘而看不见卵。蟑螂卵呈乳白色半透明状，窄长形，在卵鞘中排成两列，卵头向着卵鞘的孔缝。当发育好的卵孵化时，它们会齐心向上顶，从闭合的卵鞘孔缝中逸出。

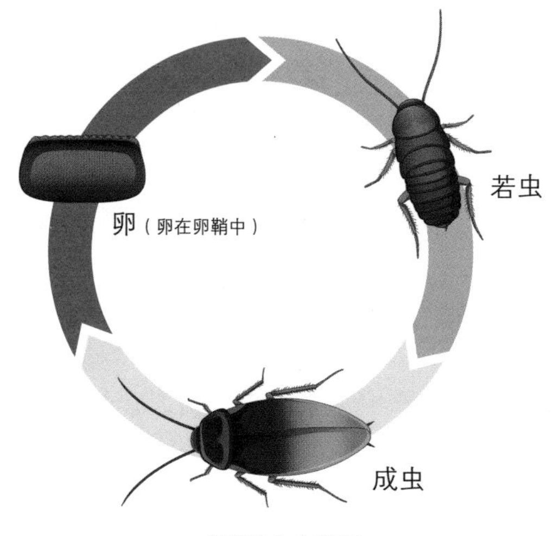

蟑螂的生命周期

在我国，蟑螂的优势种群是一种小蟑螂——德国小蠊，这种小蟑螂比大蟑螂的繁殖能力更强，在厨房、餐厅等常年温度较高的地方，其 1 年的繁殖可高达 6 代，按此推算，1 年繁殖超 1 000 万个，虽然这是推算数据，实际数据受环境、气候、天敌等影响数量没有如此巨大，但也能看出蟑螂惊人的繁殖能力。

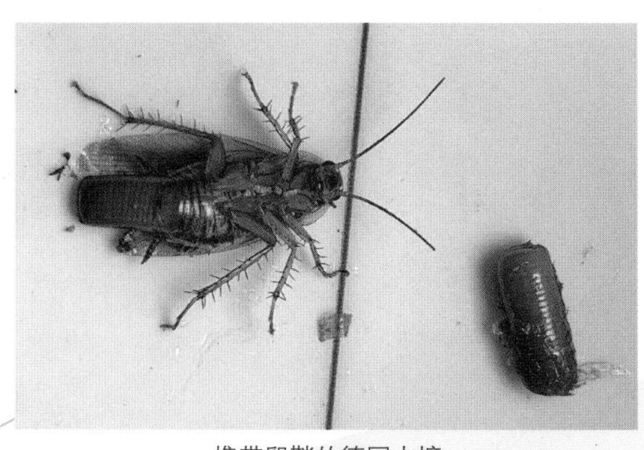

携带卵鞘的德国小蠊

4.3 只有怀孕的蟑螂才会飞吗?

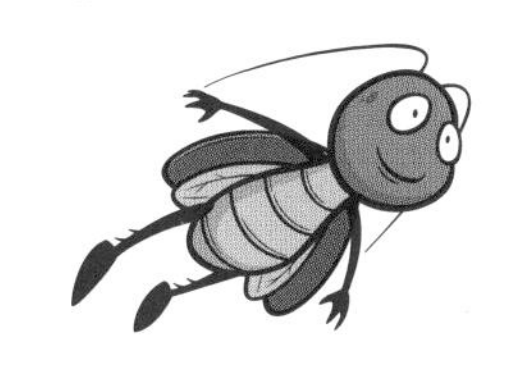

我们经常会听到北方朋友讲，南方的蟑螂特别大，还会飞，好吓人!

第一，我们来说说，南方的蟑螂为什么大?

我们在室内看到的蟑螂分为大蟑螂和小蟑螂。在北方，室内常见的蟑螂就是一种小蟑螂——德国小蠊，而在南方，室内常见的蟑螂不仅有小蟑螂，还有比较大的蟑螂，如美洲大蠊、黑胸大蠊、澳洲大蠊，这些也就是让北方朋友胆寒的大蟑螂。

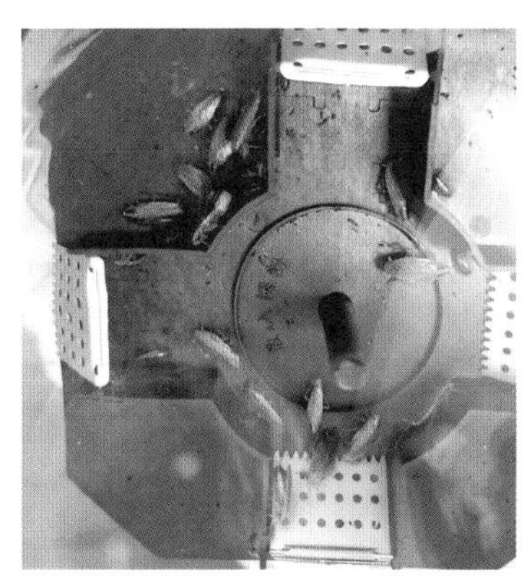

蟑螂诱捕器里的德国小蠊

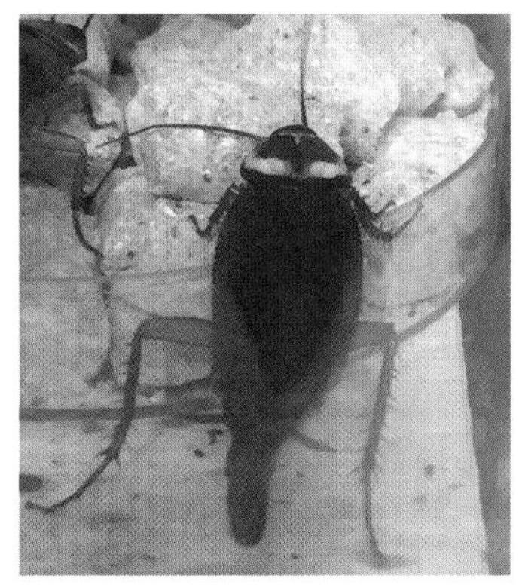

携带卵鞘的美洲大蠊

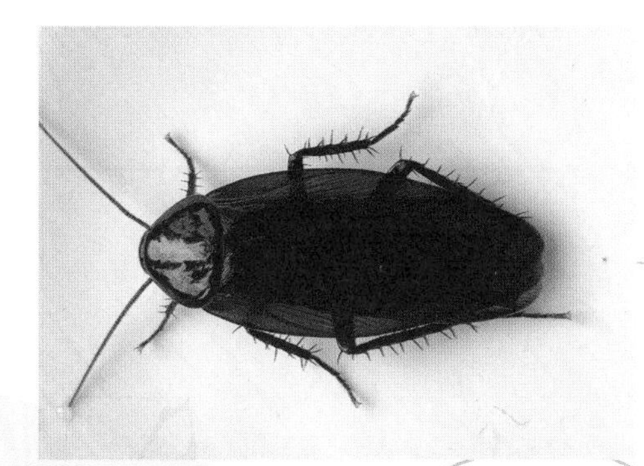

体形大，头部漆黑，呈三角形的黑胸大蠊

第二，我们探秘一下蟑螂会不会飞，是否只有怀孕的蟑螂才会飞？

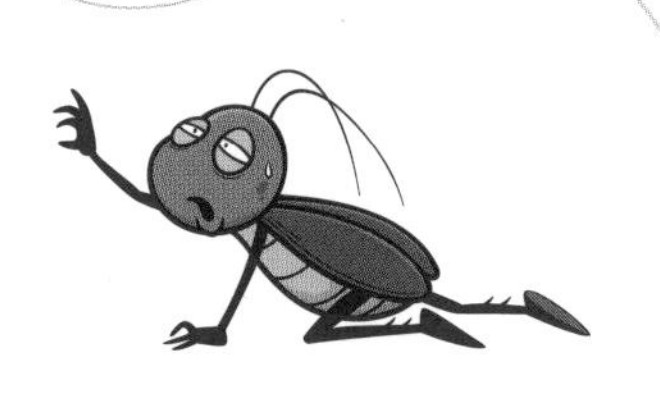

蟑螂的爬行速度很快，可达每秒 30 厘米，因此它们靠腿就可以轻松躲过我们的拖鞋，一般不动用它们的翅膀，尤其是小蟑螂，虽然长了两对翅膀，但基本上不飞。

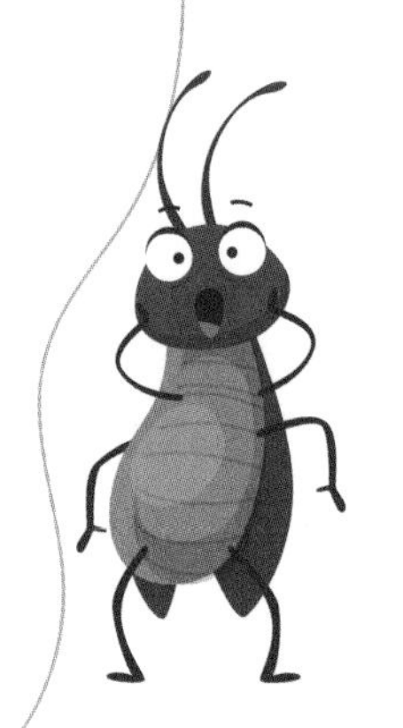

在南方夏季夜晚的灯下，我们会发现趋光飞翔入室的大蟑螂，这种蟑螂就是会飞的蟑螂，虽然看起来不太灵活的样子，但也足够靠着灯光进入室内了。因此，有会飞的蟑螂没错，但是“只有怀孕的蟑螂才会飞”这个就是无稽之谈了，造成人们误解的原因可能是会飞的蟑螂个体比较大，人们觉得蟑螂个子大是因为怀孕，然后脑补出一些“为母则刚”和“保护卵宝宝”的剧情，其实蟑螂会飞与怀没怀孕没有关系。

4.4 蟑螂喜欢喝酒？并且还要吃衣服、家具、纸……

蟑螂是杂食的昆虫，荤素搭配吃，在蟑螂的食谱里，几乎所有的有机物都可以进入它们的菜单，如米饭、馒头、面包、糕点、发酵酿造制品或半成品、食品加工原料、各种菜肴和水果、各类禽畜的饲料；它们也咬食书籍、报纸、黏结剂、棉毛纺织物、皮革制品，

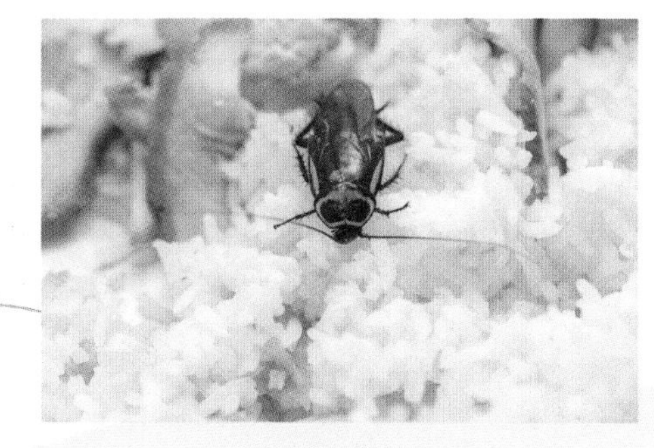

蟑螂偷吃米饭

也吃泔水、粪便、死动物、痰液、新鲜和干燥的血液、阴沟下水道的残油污垢；蟑螂还有啃咬破坏建筑装潢的特性。这样看来，蟑螂啃食衣服、家具、纸也就不足为奇了。

蟑螂喜欢喝酒这事还真不假，虽说蟑螂的食谱广而杂，但它们是挑食的，有偏好的，它们喜食香、甜、油和发酵制品，而酒正好是发酵的美味佳酿，人类都对它们“如痴如醉”，更别说蟑螂了。其实不仅是蟑螂，一些蛾类、蜂类、蚂蚁等昆虫同样喜欢食物发酵散发出的酒味，也正因为这些昆虫的喜好，在一些果园里，有果农会用自制的糖醋酒液来引诱果树上的金龟子、桃蛀螟、果蝇、卷叶蛾、梨小食心虫、梨大食心虫、大青叶蝉等害虫，达到防治害虫的目的。

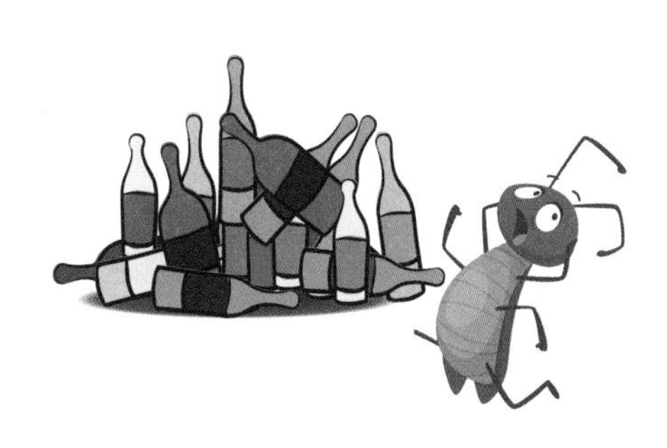

4.5 一般在家里若发现有一只蟑螂，那蟑螂总数可能超过两万只？

这个说法有点吓唬人的意思，发现的这一只蟑螂可能是会飞的蟑螂恰巧从你家的窗户飞进来的，也可能是坐上快递的“网约车”带进来的，一切都是有可能的！没有任何文献支持此论证，这就是一个谣言。

在一般情况下（除了喷洒杀虫剂中毒），蟑螂不喜欢在白天出没，它们喜欢和兄弟姐妹一群群地挤在温暖、潮湿、安静的缝隙里，到了晚上才会出来活动。

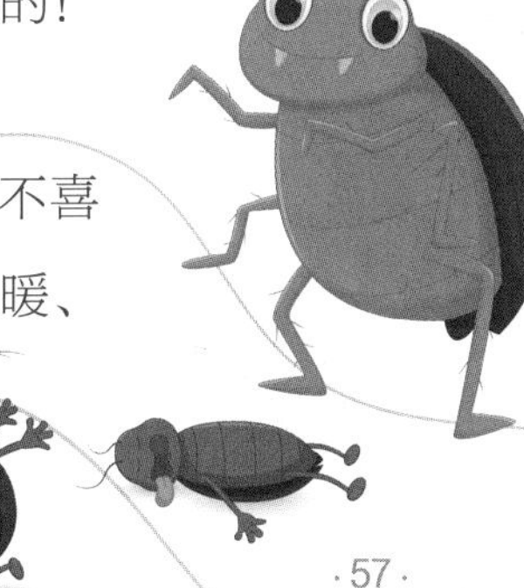

如果你在家里，经常在大白天看到蟑螂在显眼处“溜达”，那你得注意了，可能是因为它们的宅子里挤不下了，被迫寻找下一个“豪宅”，这时，你得好好清理打扫，必要时使用灭蟑毒饵、胶饵等来灭杀它们。

4.6 发现蟑螂究竟能不能踩？

发现蟑螂当然是可以踩的，疑惑能不能踩可能源于错觉——“蟑螂不能踩，会越踩越多”，那这样的错觉是怎么产生的呢？

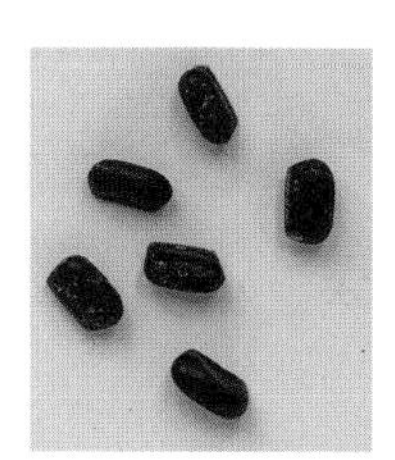

这要从蟑螂特殊的繁殖方式说起，蟑螂和蚊蝇一样是产卵繁殖后代的，但不同的是，蟑螂的卵是包裹在卵鞘里面，一个卵鞘里可以排列几十个卵，而苍蝇的卵，我们只要轻轻一捏就会破裂“爆浆”，但是蟑螂的卵鞘显然硬度要大得多，不容易被破坏，尤其是大蠊的卵鞘，你想捏爆它可能要用点力才行。这里要说到更特殊的一种小蟑螂——德国小蠊，它的卵鞘会一直带在母体的尾部，直到卵快要孵化才从母体脱落下来。那么造成蟑螂越踩越多的假象的原因似乎找到了，那可能是：当你遇到了一只带着卵鞘的母蟑螂，一脚踩下去，蟑螂妈妈虽然牺牲了，但是它们带着的卵鞘并没有被破坏，于是卵鞘里面的卵宝宝仍然能正常孵出，孵出的小蟑螂集中围在卵鞘附近，看起来像是踩死了一只蟑螂，变出了更多的小蟑螂。

因此，下次见到蟑螂，记住要踩得用力一点，让它们“爆浆”死透后再将其及时清理出去。

4.7 人睡着以后，蟑螂会不会偷偷爬到身上或者嘴里？

这种情况是会发生的，并且也偶尔有报道“蟑螂爬进耳朵”的新闻，所以蟑螂不仅会爬到人的身上、嘴里，还会爬到耳朵里！

虽然蟑螂会爬到人的身上、嘴里、耳朵里，但是大家也不用过度害怕，因为这样的概率还是比较小的。

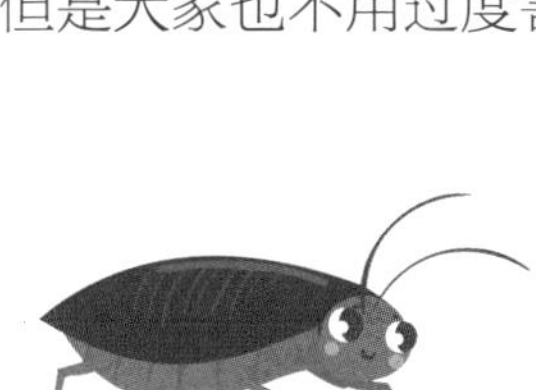

蟑螂喜欢选择温暖、潮湿、食物丰富和多缝隙的场所来定居，这也就是它们孳生需要的四个基本条件。人类生活和居住的房间基本符合条件，但在蟑螂心目中，这些房间是有排名先后的，首先是食源、水源丰富的厨房，自然而然地成了蟑螂的首选，接下来才是卫生间、客厅、卧室，即蟑螂首先定居在厨房，如果没有采取灭蟑措施，任其繁殖密度变大了、数量变多了，蟑螂就开始朝其他房间蔓延，因此，如果在卧室里发现了蟑螂，可能你家中蟑螂已经非常多了，此时，你得采取灭杀措施了。蟑螂是昼伏夜出的昆虫，它们通常选择在晚上出来觅食和活动，而且它们又喜欢钻缝、钻洞，因此蟑螂在你睡着之后爬到温暖的床上，路过你的脸，是有可能爬到耳朵里或嘴里的。

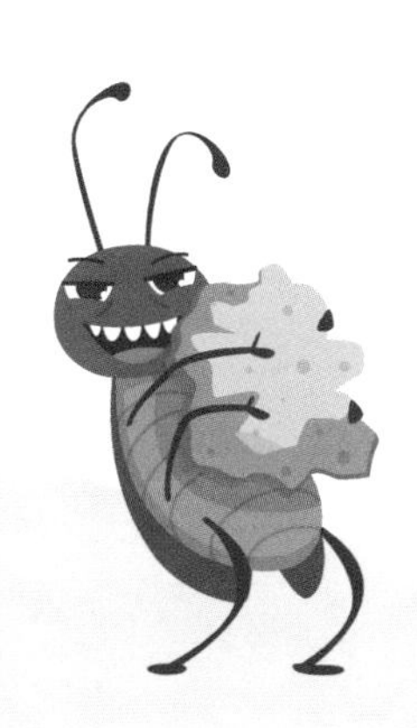

这种恐怖的事情，相信大家连一点机会都不想给蟑螂，那么蟑螂“阻击战”我们要怎么打呢？

第一，要预防蟑螂进入家里，这是关键。

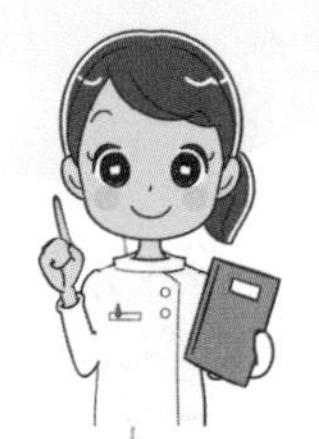

墙壁、地板、门框等的孔洞和缝隙及水管、暖气管和电线等管道的穿墙通道周围的洞缝要封闭，不留孔隙。装食品的纸箱、快递以及行李等被带入室内前先仔细检查是否有蟑螂及其卵鞘等，一旦发现，立即杀死。

第二，要保持环境卫生，这是基础。搞好环境卫生，清除垃圾和废弃杂物，清除灶台、桌面及菜柜搁板上的污物，不留食物残屑，过夜的食品密封存放，消除或减少蟑螂的栖息场所。

第三，一旦发现蟑螂，可直接扑打、烫杀、粘捕、诱捕，也可购买市售的灭蟑毒饵、胶饵等灭杀。

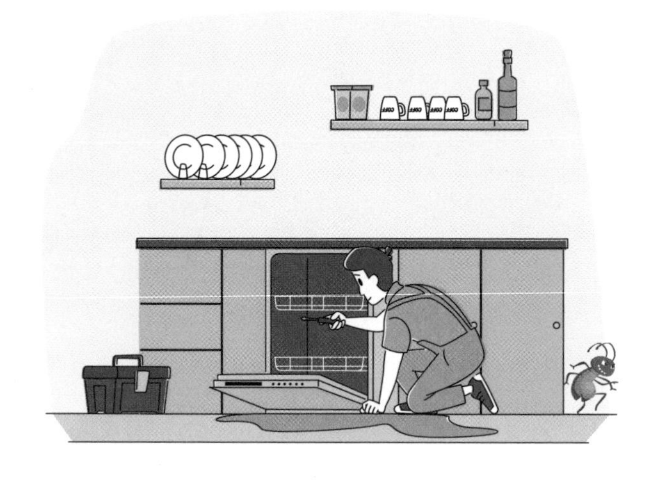

4.8 蟑螂会“咬人”吗？被蟑螂咬是种什么感觉？

蟑螂是杂食性昆虫，它们虽然有咀嚼式口器可以啃咬东西，但不像螳螂那样去捕食其他昆虫当食物，它们一般不会咬活的东西，而是吃家里的残汤剩羹、果皮垃圾等。蟑螂胆子很小，怕人，看见人就跑，

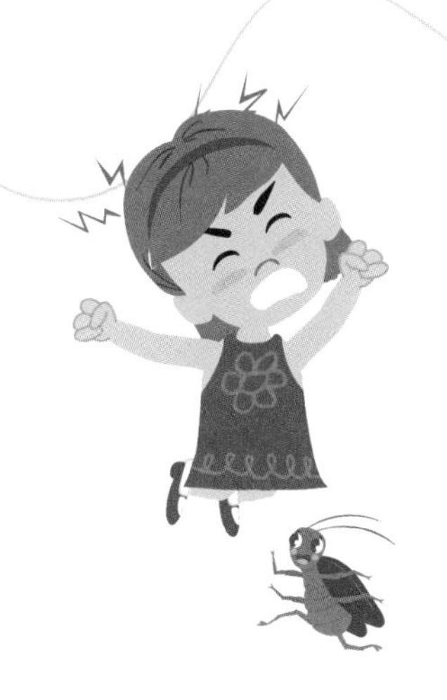

一般不会咬人。那些说被蟑螂咬过的人，可能并不是被蟑螂咬了，大概率是被它的腿蹬到了而已。

从我们多年饲养、研究蟑螂的经历来看，并没有发生被蟑螂咬的现象，但是会被蟑螂刺伤，尤其是大蟑螂。

仔细观察蟑螂的腿你会发现它们腿上布满了尖锐的倒刺，如果你用力地去抓它们，当蟑螂拼命挣扎的时候，你很有可能被它们腿上的倒刺扎到，并感觉到一阵刺痛，其实这种情况并不是被蟑螂咬了，而是被倒刺刺到了。

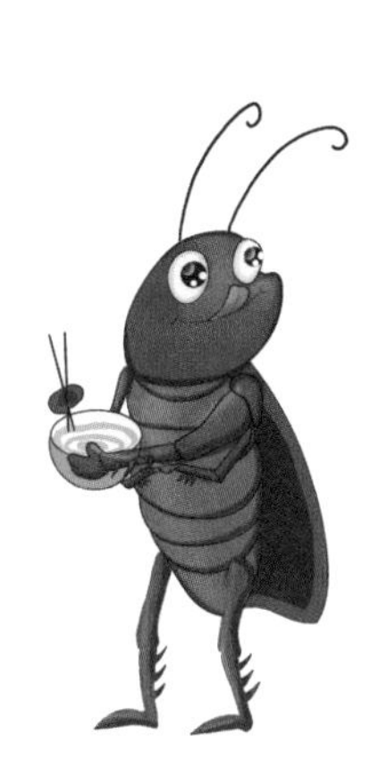

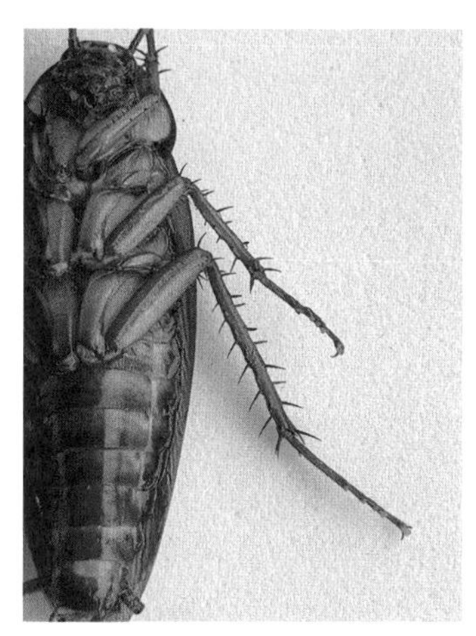

大蟑螂腿上的倒刺

4.9 蟑螂会让我们人类生病吗?

蟑螂的种类很多，全世界的蟑螂有记录的种类达 6 000 种，并且还在不断发现新属种，但并不是所有的种类都被列入害虫范围，蟑螂之所以被列入“四害”，是因为某些种类与人类关系密切，对我们人类的生产生活产生了影响，但这类蟑螂只占了不到 1%。

蟑螂无所不在、无所不吃，它们经常出没于垃圾堆、阴沟、明沟、下水道、厕所等脏臭的场所，它们身体沾染或吃进去很多病原体，然后又爬进厨房、食品店等人们生活、消费的场所，吃人类的食物，边吃边拉，将身体携带的病原体留在它们吃过的食物上和经过的餐具上等，使自己成为病原体的机械性传播昆虫。目前已经证实，蟑螂主要携带的病原体有痢疾杆菌、沙门菌等肠道细菌，乙肝病毒、腺病毒等病毒，鞭毛虫、十二指肠钩口线虫等寄生虫。因此，蟑螂的潜在危害性很大，但并不是 100% 会让我们生病，它们传播疾病的能力远不如“四害”中的蚊子、老鼠和苍蝇。近年来，接触蟑螂后产生皮肤过敏、诱发鼻炎和哮喘等引起了人们的注意，有研究表明，蟑螂和尘螨在某个地区是哮喘患者的主要室内过敏原。可见，即便蟑螂传播疾病的能力弱，并不会让每个人生病，但也别让它们在我们的家中自由发展，不要让自己成为患病的少数人。

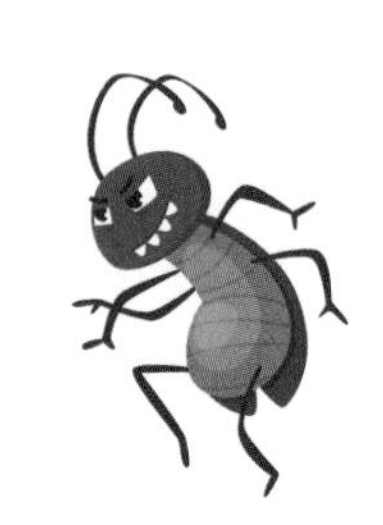

4.10 蟑螂是不是一无是处?

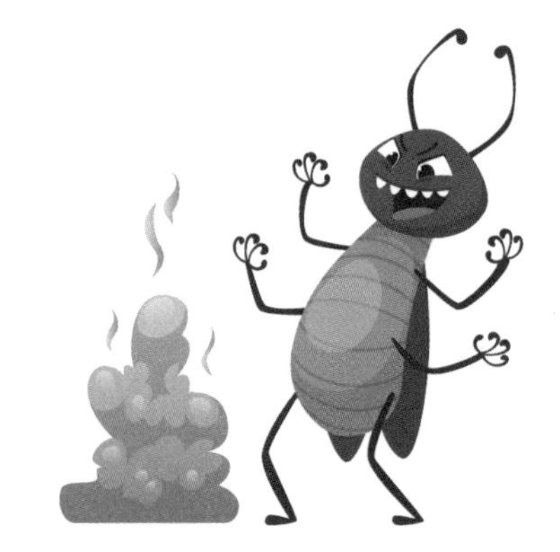

蟑螂当然不是一无是处了，对于大自然来说，蟑螂以动植物残体等有机物为食，是重要的分解者，同时也是许多小型哺乳动物、鸟类、爬行动物、两栖动物和其他昆虫的食物，是食物链的重要组成部分。

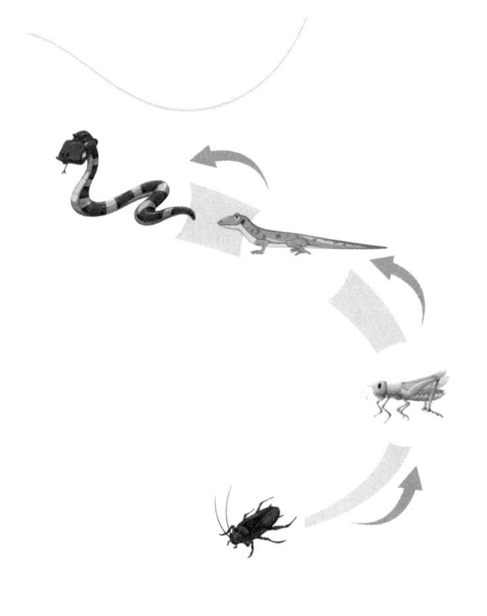

野外食物链上的蟑螂

蟑螂对于各种环境和病原体的耐受性与强韧的生命力让防治病虫害工作者头痛，但也引发了研究者的兴趣，因为蟑螂有很高的药用价值，如提取自美洲大蠊的混合物拥有显著的杀菌、抗炎、抑制肿瘤、改善微循环和促进组织修复与再生的作用；由美洲大蠊的乙醇提取物精制得到的药品——康复新液，自战争时期就已经表现出对于烧烫伤等外科伤口的疗愈作用，并在后续的临床使用中发现了其对于消化系统溃疡与肺结核等顽疾的治疗效果，而从美洲大蠊乙醇提取物中纯化的另一产品——心脉隆注射液，已证实具有调节微循环、强心等作用，

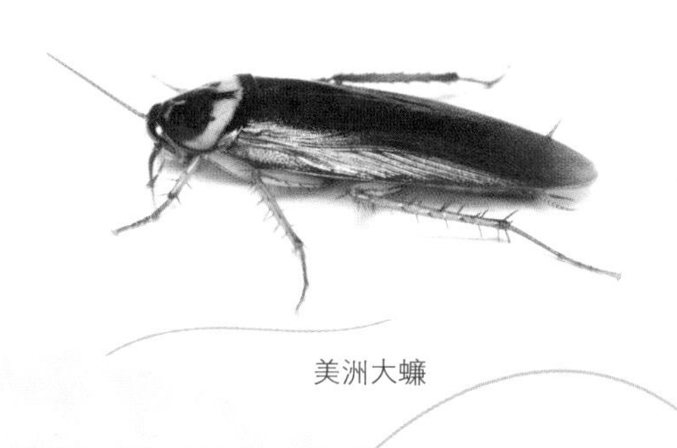

美洲大蠊

在医生指导下用于治疗心力衰竭等疾病；此外，由美洲大蠊提取物制成的肝龙胶囊具有抗乙肝病毒的效用；

除了药用价值，一些爬虫爱好者还会把蟑螂当作宠物进行饲养，你一定瞪大了眼睛不敢相信，没错，但是作为宠物饲养的种类并不是我们家中看到的种类，它们有着艳丽的色彩，犹如油彩画般，当你看到它们时你绝对不会将它们和那可怕的蟑螂联想到一起。

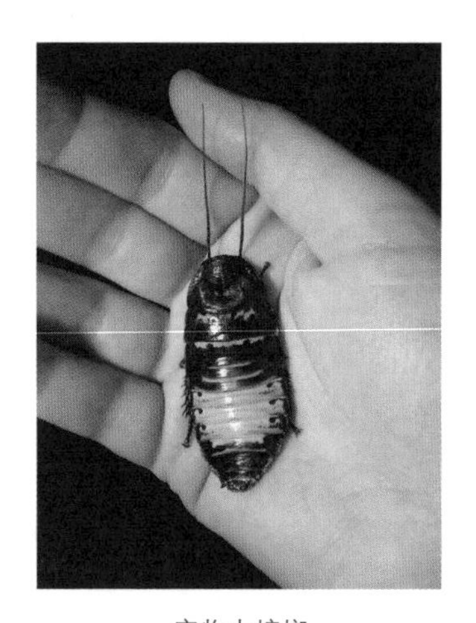

宠物大蟑螂

5 蜱虫篇

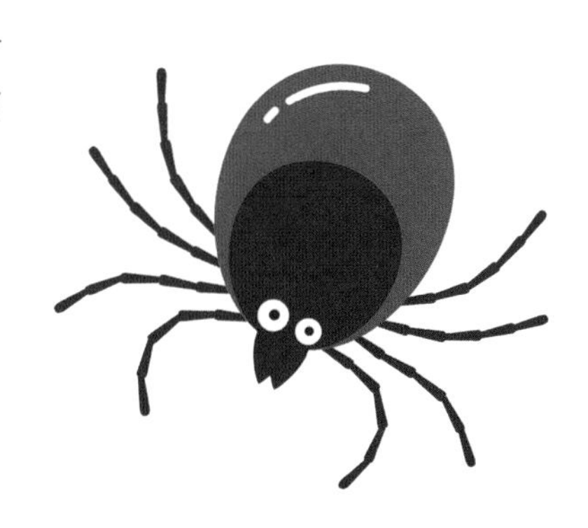

5.1 蜱虫跟跳蚤一样，都是会蹦蹦跳跳的小虫子?

让我们先来一起认识一下这两种小虫子。

蜱虫，又名壁虱、扁虱、草爬子或草虱子，是一种不完全变态昆虫，即它们的发育过程要经历卵、幼虫、若虫和成虫四个阶段。

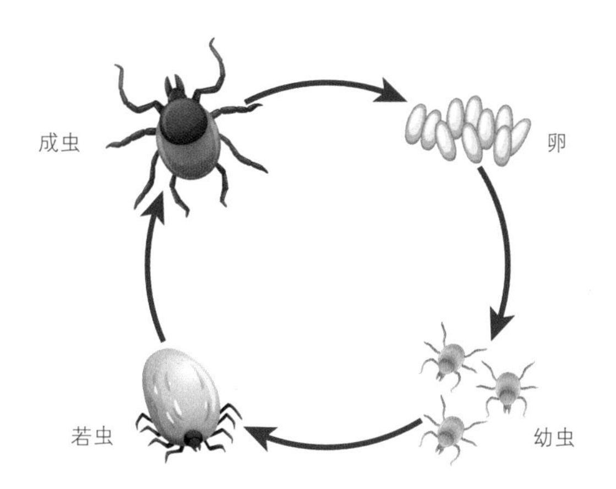

蜱虫的生命周期

蜱虫是一种体形极小的蛛形纲蜱螨亚纲蜱总科的节肢动物，幼虫有 6 条腿，幼虫生长发育为若虫和成虫后便有 8 条腿；虫体呈红褐色或灰褐色椭圆形外观，未吸血时腹背扁平，背面稍微向上隆起，仅有米粒般大小，但是吸饱血以后，腹部就变得圆滚滚的了，就像赤豆般大小，甚至有指甲盖大，身体外形可变大几倍、几十倍甚至上百倍。

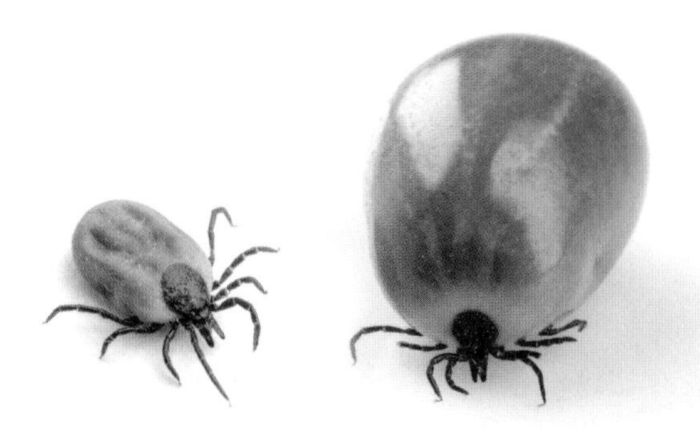

未吸血的蜱虫（左）和吸饱血的蜱虫（右）

蜱虫比较喜欢栖息在浅山丘陵的草丛和植株上，当有行人或动物经过并触碰到它们的栖息场所时，它们便伺机黏附到其身体表面，跟随其行动而迁徙，并寻找合适的机会吸取血液，以便供自己生长发育所需；它们也喜欢寄生在哺乳类、鸟类和两栖类动物身上，靠吸取这些宿主的血液为生。

跳蚤是一种小型、无翅膀但善于跳跃的昆虫纲蚤目的节肢动物，只有成虫才能寄生生活，通常寄生在哺乳类动物身上，少数寄生在鸟禽类动物身上。跳蚤的幼虫极其活跃，但是害怕光照，主要以生活环境中的有机物碎屑或者成虫的排泄物作为食物来源。跳蚤在阴暗地面缝隙中以及鼠洞、猫窝、狗窝等处活动，对温度敏感，只有在宿主体温正常的时候才会寄生在宿主身上，当宿主体温升高或者

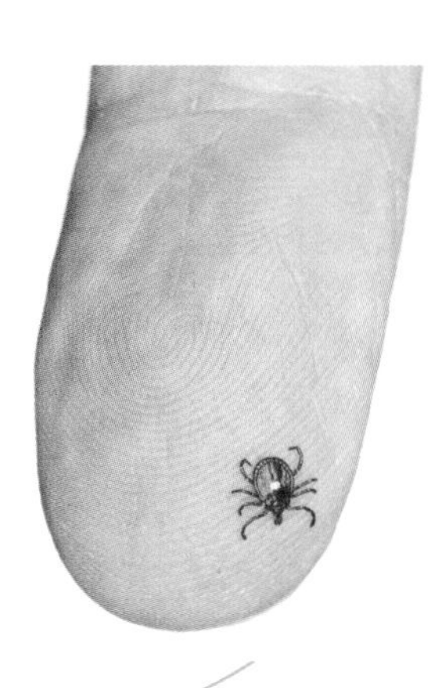

蜱虫在人的手指上

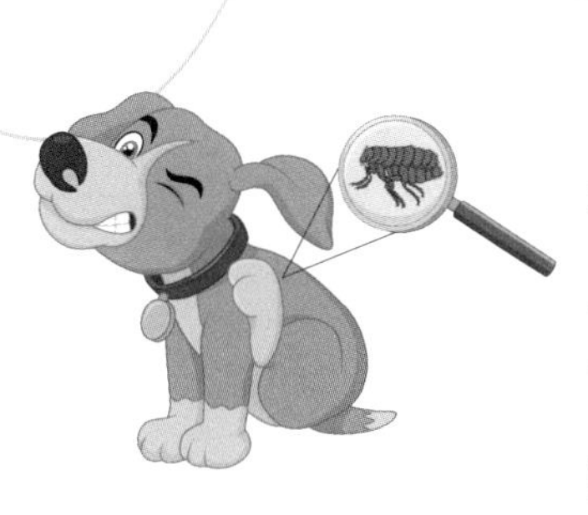

下降，则会立即转移到其他宿主身上吸血。

在上述的两种小虫子中，蜱虫的幼虫、若虫和成虫都要吸血，而跳蚤的幼虫不吸血，只有成虫才吸血。蜱虫不善于跳跃，而跳蚤跳跃能力很强，因为跳蚤具有两条强壮有力的后腿，能够跳跃二十多厘米高。跳蚤不仅善于跳高，也同样是跳远高手。跳蚤可以跳过它们身长 350 倍的距离，相当于一个人可以跳过一个足球场。因此，跳蚤才是善于蹦蹦跳跳的小虫子，并且它们是名副其实的“运动健将”。

5.2 蜱虫长得就跟“黑籽籽”一样，在人体和动物身上很容易就会被发现和去除?

在未吸血前，蜱虫外观呈红褐色或灰褐色，体长如米粒样大小，一般仅有 2 ~ 10 毫米，在肉眼情况下，如果不认真寻找和仔细观察，很难发现它们，并且它们和蚊子一样，在吸血前会主动分泌具有麻醉功能的唾液，让宿主完全感觉不到疼痛。在蜱虫贪婪地在我们身上喝饱血以后，它们的身体便会增大数倍甚至数十倍、近百倍，只有在这个时候，我们才能够清晰地发现它们，但这个时候已经错过去除它们的最佳时机且可能进一步对身体造成损伤和疾病的传播。

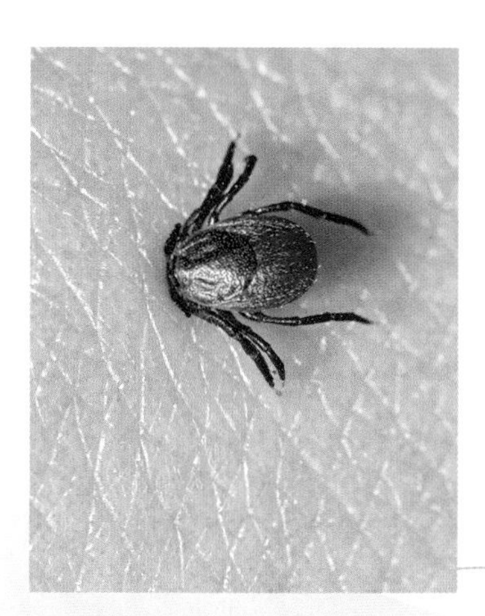

刚钻进人体皮肤的蜱虫

蜱虫的虫体分为假头和躯体两部分。假头位于躯体的前端，从背面可以看到，由颚基、螯肢、口下板以及须肢四部分组成。颚基与躯体的前端相连接，是一个界限分明的骨化区，通常为六角形、矩形或方形。位于颚基背面中央的 1 对螯肢，是它们取食吸血的重要刺割工具，当蜱虫吸血时，螯肢前端表面带有锋利的钩子，钩子蠕动着进入皮肤，进而将我们的肉体拉开，螯肢这个时候就扮演着鱼叉的角色，牢牢固定在我们身上，然后及时将它们的口下板伸进皮肤内部，然后再美美地吸血饱餐一顿。在口下板的腹面还长有倒齿，这个倒齿可是重要的工具，在吸血时可以紧紧固定在宿主皮肤内，不会轻易脱落。

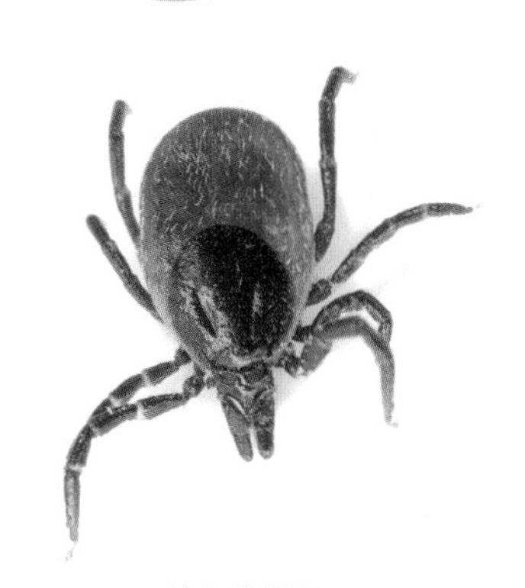
蜱虫俯视图

蜱虫一般选择在宿主皮肤较薄且不容易被搔抓的部位刺叮吸血，如动物或人的颈部、耳后、腋窝、大腿内侧、阴部和腹股沟等地方，它们在叮咬吸血的时候，我们一般没有疼痛的感觉，很多时候都是后知后觉。蚊子在我们身上叮咬吸血仅需几秒钟的时间，在吸血完成后，

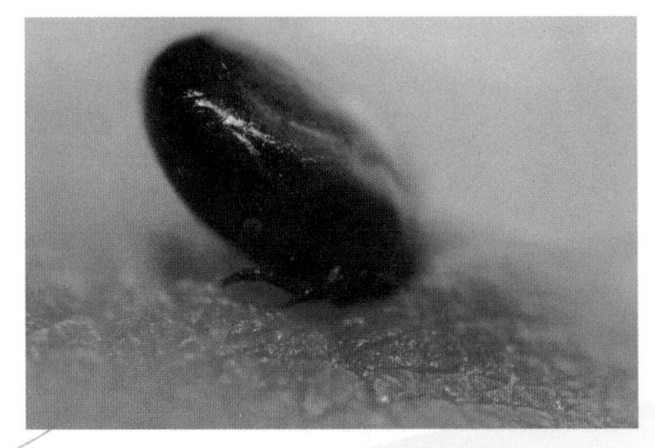
蜱虫在人体皮肤上吸血（超近距拍摄）

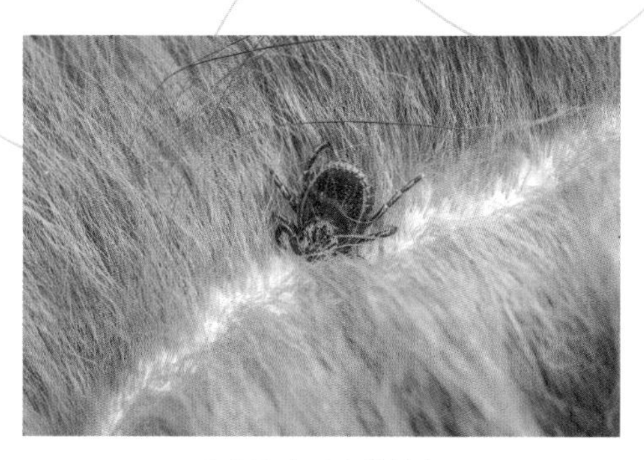
宠物狗皮毛上的蜱虫

便会迅速飞离，以避免招来“杀身之祸”，而蜱虫一旦盯上我们，它们依靠其扎根皮肤深处的超强技能会在我们身体皮肤处停留好几天，如果两三天我们都没有发现它们，它们会牢牢潜伏在皮肤深处，在我们身上一直吸血，直到它们美美地大餐几顿完全喝饱才会主动掉落。

5.3 当蜱虫叮咬人体时，用火柴烧一下蜱虫就会自动脱落？

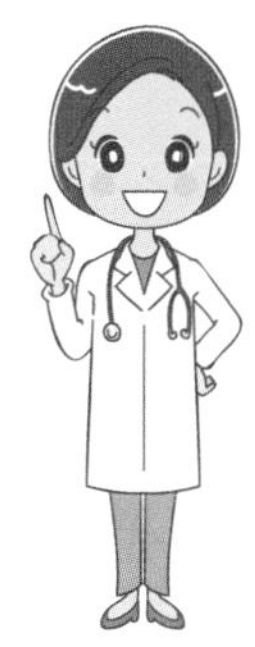

当发现蜱虫已经嵌入皮肤内，不要惊慌失措，切忌使用捏、拽、拉或者火烧等方式将其强行拔出，因为根据蜱虫的吸血特性，它们的螯肢会扎入皮肤深处，而位于螯肢上的倒钩会越拉越紧，强行拔出会把蜱虫的口下板甚至整个假头折断在皮肤中。与此同时，蜱虫在受到惊吓刺激时可能分泌具有麻醉功能和可能携带病原体的唾液并注入人体内部，从而增加诸如森林脑炎、蜱传回归热等相关蜱传疾病的罹患风险。

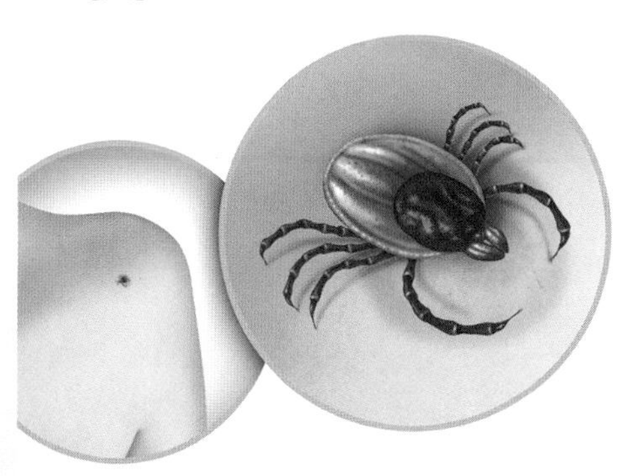

那么，当发现蜱虫已经嵌入皮肤，我们该怎么处理呢？

我们可以将乙醇、乙醚等对蜱虫有效的“麻醉药”涂抹在它们的身上，进而把蜱虫“麻醉”，让它们自行松口；或者将液状石蜡、甘油等涂抹在蜱虫头部，使其窒息、松口或死亡，再用镊子等工具轻轻缓慢地夹住蜱虫的头部向上垂直取出（切勿扭转或夹碎），如果没有镊子，可用线绑住蜱虫的口器轻轻地拔出。在取出蜱虫后，可用碘酒或其他醇类消毒液擦拭被叮咬部位，完成被叮咬部位的局部消毒处理。同时，切不可大意，掉以轻心，要随时观察身体状况，如果出现发热及叮咬部位发炎、溃烂或红斑等症状，要及时就诊，避免错过医疗救治的机会，进而危及身体健康和生命安全。

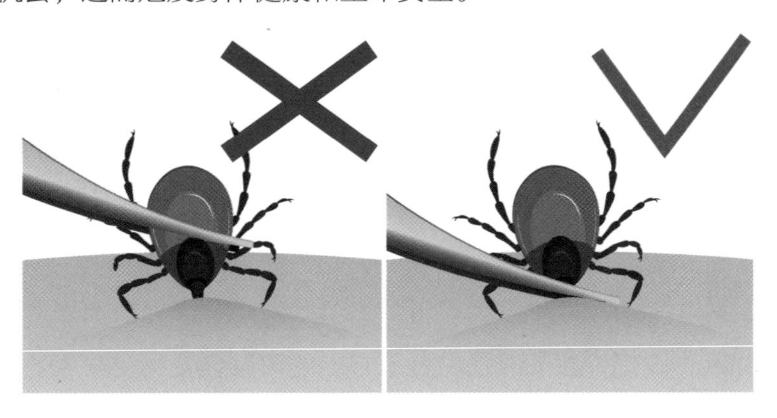

拔除蜱虫错误的方法——夹身子　　拔除蜱虫正确的方法——夹头和口器

5.4 蜱虫只对吸人血感兴趣吗？

血液是蜱虫的唯一食物，蜱虫的生长、发育、产卵等每一个生命阶段都需要血液，即它们的幼虫、若虫和成虫都会吸血，但不仅吸人血，还兼吸动物血。它们的宿主较为广泛，主要包括哺乳类、鸟类、爬行类和两栖类。蜱虫主要分为两大类，即硬蜱和软蜱。硬蜱多数在白天侵袭宿主，吸血时间较长，一般需要数天；软蜱多数在夜间侵袭宿主，吸血时间相对较短，一般仅需数分钟到 1 小时。

蜱虫是自然界中的一类“捕猎高手”，一般会采用“守株待兔”的方式寻找宿主，它们一般会停留在自然界中各类草木上，静静等待“猎物”的出现。通过感知动物的呼吸、气味、体温、移动等信号来判断宿主的靠近，然后迅速掉落到宿主身上，成功完成捕猎行动。通常，蜱虫的幼虫和若虫因为个头较小，活动能力较差，一般会选择潜伏在地面草丛或较低的植物上守候蛇、兔、刺猬等体格较小的动物作为宿主，而体型相对较大、活动能力较强的成虫便会选择较高的灌木和乔木枝头守候野猪、羊、牛、人等体型高大的动物作为宿主。因此，蜱虫的嗜血口味还是蛮丰富的。

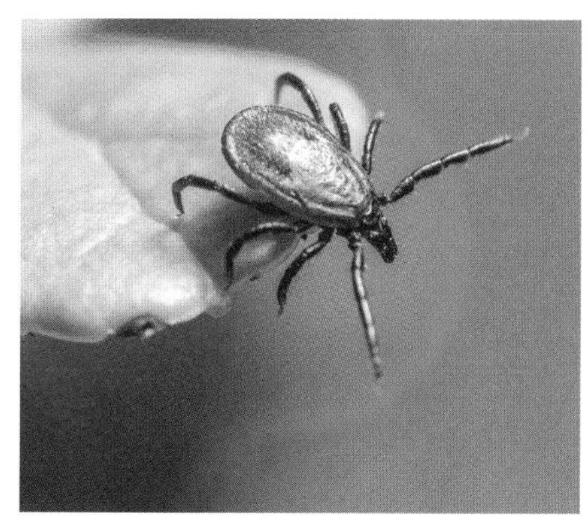

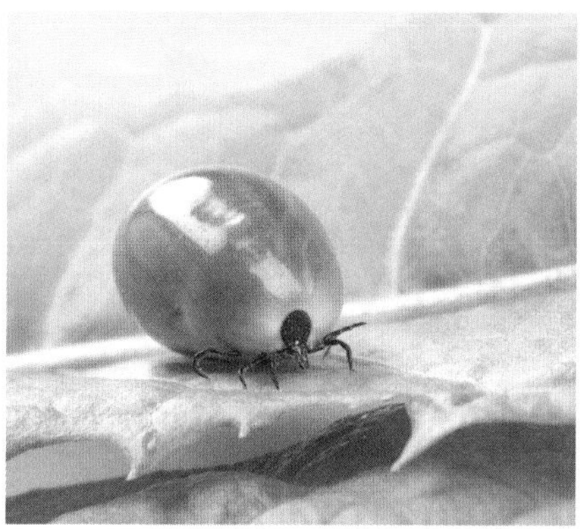

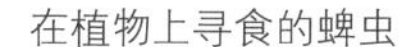

在植物上寻食的蜱虫

吃饱喝足的蜱虫

5.5 宠物只有在夏天才会被蜱虫“盯上”？

随着人们生活水平不断提高，饲养宠物已经成为人们生活中非常重要的一件事情，甚至将自己饲养的宠物当作家人，如当作自己的孩子。在哺乳类宠物中，猫和狗算得上是最受人们喜爱的动物之一，猫和狗也是蜱虫钟爱的宿主，它们可能被蜱虫寄生的方式有以下两种：一种是它们在小区草坪、公园绿地、野外丛林等环境中遛弯或游玩时被蜱虫捕获进而完成附着寄生；另一种是和同类或其他动物玩耍和接触时被其身上所携带的蜱虫寄生。

当夏天到来时，人们会发现自己家的宠物特别喜欢钻草丛，这时有可能被藏匿其中的蜱虫盯上，在玩耍结束后便成功地把蜱虫带回家了。蜱虫一般会吸附在宠物的眼角、下巴、耳朵、腋窝等皮肤较薄的区域，然后完成叮咬吸血。宠物回家后若出现在门框或脚凳等有棱角部位的物体周边来回摩擦身体，进而摆脱被叮咬导致的瘙痒难耐的痛苦遭遇的行为，那可能就是中招了，这时，我们就一定要在做好个人防护的前提下认真仔细检查宠物身体的每一个部位，及时发现蜱虫并正确摘除（具体的摘除办法，我们在前面已作详细介绍，这里就不再赘述）；或后期观察发现宠物出现高热、呕吐或者腹泻症状，应及时将宠物带至宠物医院开展医疗救治。

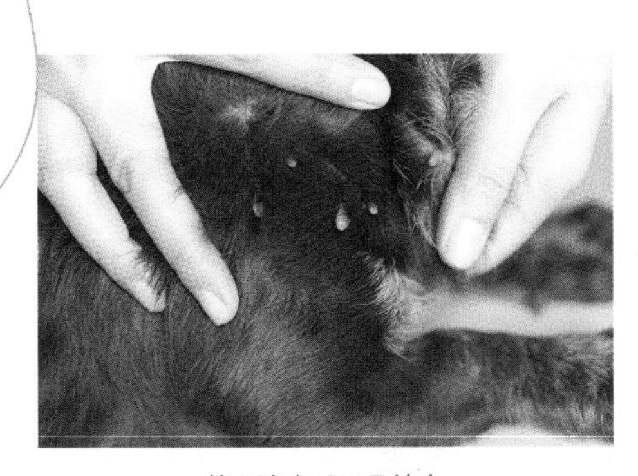

拨开狗皮毛可见蜱虫

新闻媒体报道夏季蜱虫叮咬事件高发，但是，这并不代表只有在夏天蜱虫才会叮咬吸血。根据我们多年的调查

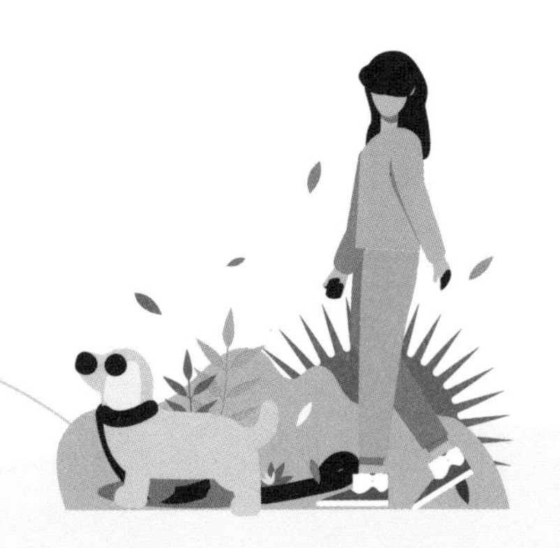

和研究发现，在温暖地区，多数种类的蜱虫在春、夏、秋季活动，而在炎热地区，有些种类在秋、冬、春季活动。因此，自然界中的蜱虫一年四季都普遍存在，千万不能掉以轻心，不要觉得只有在炎热的夏天才会发生蜱虫叮咬吸血。

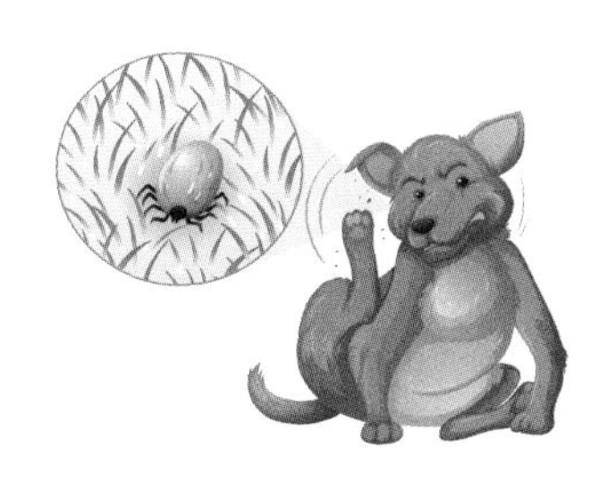

我们无法杜绝宠物进出草丛、绿地、丛林，但我们应时刻警惕蜱虫的危害。宠物外出可以先行涂抹驱避剂，如若暴露在蜱虫可能栖息的环境中，还应第一时间检查宠物全身是否被蜱虫叮咬吸附，保护好我们的宠物。

5.6 到山区林地游玩或劳作时被不明昆虫叮咬，出现了类似感冒的症状且浑身瘙痒，是不是得了“蜱虫病”？

在忙碌的工作结束后，选择周末、节假日远离城市的喧嚣，邀三五好友外出踏青，亲近大自然的城市居民；又或是经常在山区林地辛苦劳作的农民朋友，应尽量避免在草地、灌木丛等环境中长时间坐卧，尤其是在盛夏季节，自然界中的蜱虫活动较为活跃。在前往山区林地游玩或劳作前，做好个人防护很必要。尽量身着长袖长裤，减少皮肤户外暴露，并扎紧裤腿、袖口和领口，有条件者，可以涂抹一些驱避剂，或者尽量穿浅色衣物，一旦有蜱虫落到衣服上就更容易被发现，并定时查看

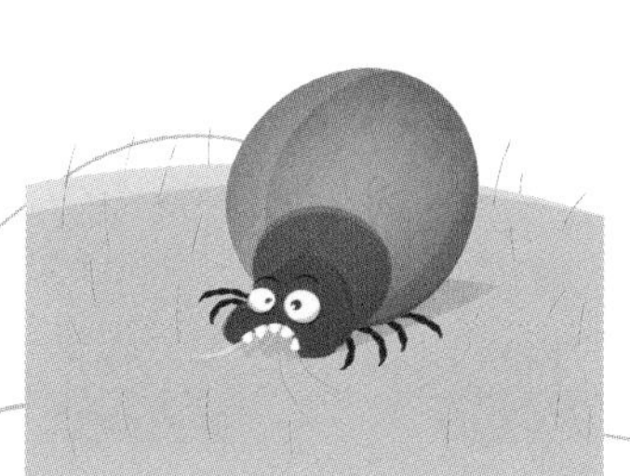

身上昆虫附着情况，如有昆虫附着要及时清除。

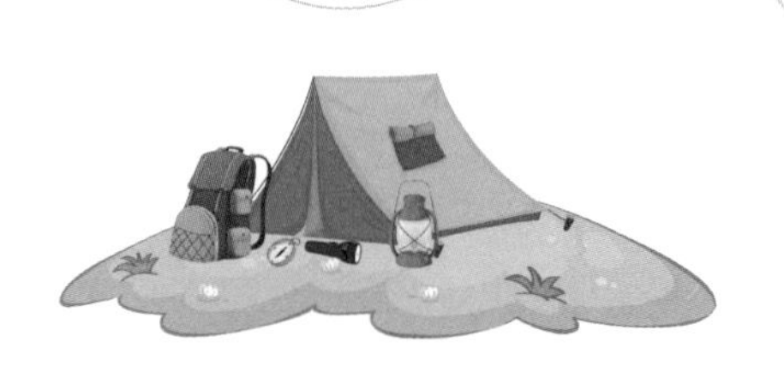

全国各地有多家媒体报道外出采蘑菇、摘茶叶、游玩、钓鱼等被蜱虫叮咬的事件。蜱虫叮咬未能及时发现，可能造成局部充血、水肿、等急性炎症反应，主要表现为发热、头痛、乏力、肌肉酸痛，以及恶心、呕吐、腹泻、厌食、精神萎靡等类似感冒的症状。重者高热不退、血小板减少、深度昏迷、抽搐甚至脏器衰竭，可能留下后遗症，甚至危及生命。蜱虫可传播森林脑炎、新疆出血热、蜱传回归热、莱姆病、Q热、新型布尼亚病毒感染等疾病。若怀疑被蜱虫叮咬，切不能掉以轻心，因为轻症患者的症状类似普通感冒，容易被误判，进而错过最佳治疗时间，后果不堪设想，所以应随时观察自身身体健康状况，如出现不适，应及时到正规大型医院就医，并如实告知医生自己可能被蜱虫叮咬的发病史，从而科学对症处理。

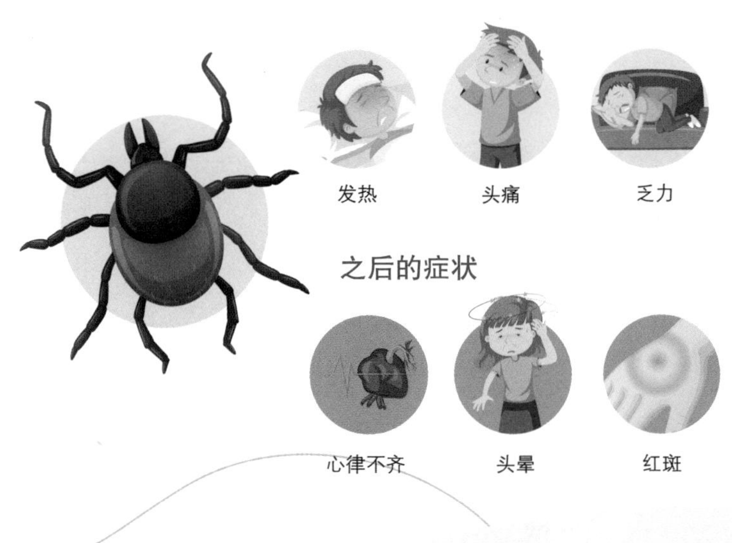

莱姆病早期症状（被咬伤后 3 ~ 30 天）

5.7 不小心被蜱虫叮咬后，一定会出现症状吗？

当我们外出不幸被蜱虫叮咬时，不必过分惊慌失措。蜱虫叮咬后并不一定会出现症状，这主要与我们免疫力的强弱有关系。倘若我们免疫力较强，那么即使不小心被蜱虫叮咬，也不一定会出现症状；但是如果此时我们免疫力刚好存在缺陷，那么就很有可能会出现症状。

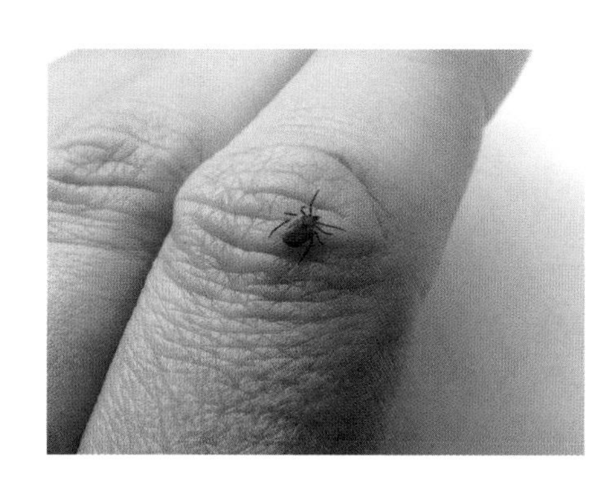

爬在人手上的蜱虫

当我们的皮肤组织被蜱虫叮咬之后，可能会出现局部症状，也可能会出现全身症状。局部症状通常表现为被叮咬部位出现发红、肿胀、溃疡、瘙痒等一系列病症；而全身症状则主要表现为发热、畏寒、恶心、呕吐等一系列症状，病情严重的可能还会出现神经麻痹的症状（如呼吸抑制），甚至还会危及生命。据相关医学报道，有被咬后出现高热，体温甚至达到 40 摄氏度并且为持续的、长时间高热的病例。

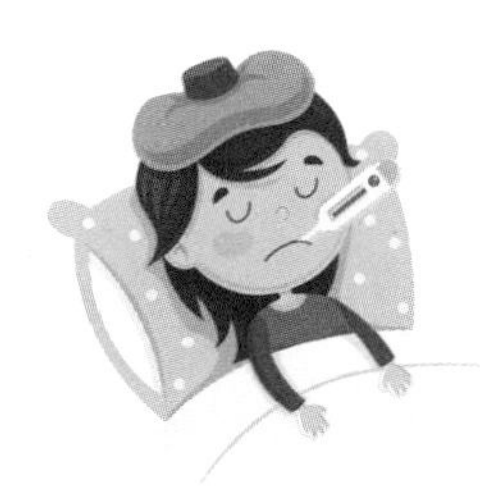

因此，被蜱虫叮咬后，若虫体已经脱离被咬伤部位，应随时观察自己身体状况，一旦出现上述症状就应及时就医。如虫体依旧嵌入皮肤或者肌肉组织内部，应第一时间科学摘除蜱虫，倘若不能掌握正确

的摘除方式，建议及时就近就医，在医生的帮助下摘除蜱虫。

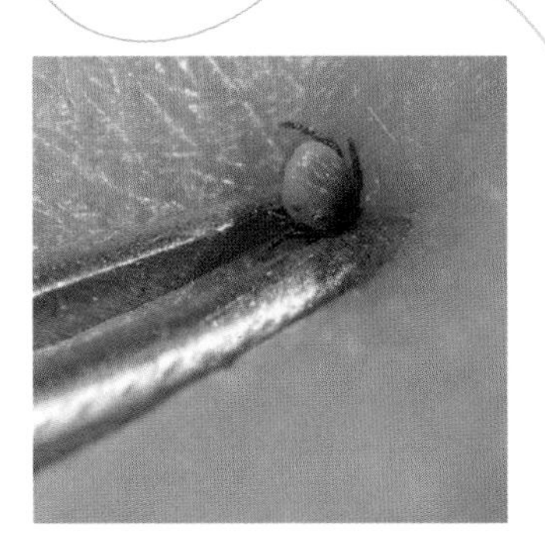

在此建议大家，在忙碌的工作、生活之余，加强身体锻炼，提高机体免疫力。只有拥有健康的身体，才能建立起强大的免疫屏障，大部分的疾病才难以威胁到我们的身体健康和生命安全。

5.8 若机体免疫力较弱，被蜱虫咬了后一般多久出现症状？

很多人都有被蚊子叮咬的体验吧？当你被蚊子叮咬后，片刻即会察觉到疼痛，然后就能看到蚊子给我们发的大大的“红包”。但是蜱虫叮咬后并不会立刻出现明显的症状，通常情况下，1~2 天才会出现症状，但是具体的时间是不固定的，根据被叮咬者的体质差异而有所不同。

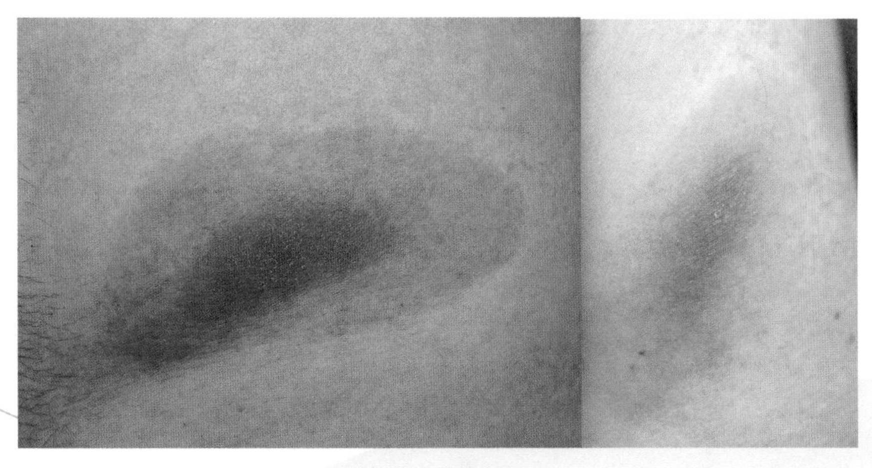

被蜱虫叮咬的皮肤

如果被叮咬者的体质比较弱，蜱虫所携带的毒液进入身体内部以后，可能只需要 1 天左右的时间就会出现不适症状；但是如果被叮咬者的体质比较好，被蜱虫咬伤以后可能 2 天左右的时间才会出现不适症状。

因此，不要觉得被蜱虫叮咬当时没有任何异常就掉以轻心、心存侥幸。千万不要过分相信自己身体的免疫力，有可能只是毒液还没有在机体内发生作用，还处于潜伏期，所以才会没有任何症状。这时我们要相信医学，建议在出现被蜱虫叮咬或怀疑被蜱虫叮咬的情况发生时，及时前往正规大型医院，并告知接诊医生自己可能被蜱虫叮咬，便于医生对症治疗。

5.9 被蜱虫叮咬后，应该如何对症治疗呢?

被蜱虫叮咬后，目前尚无特效药治疗，通常需要对症处理。当免疫力低下时，可遵医嘱补充免疫球蛋白。如果出现高热，要及时使用退热药物或物理方法进行降温。如果发生抽搐，应尽快使用镇静药物，防止脑缺氧。大部分昆虫的毒液都是呈酸性的，如我们常见的蚊子、臭虫、蜜蜂。

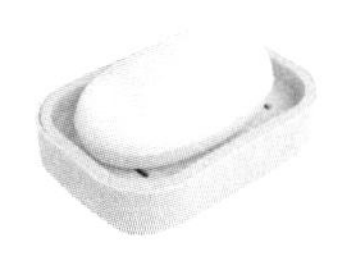

如果出现皮肤痛、痒、肿胀的情况，可以使用碱性的肥皂水对伤口部位进行冲洗，利用中和反应缓解痛、痒、肿胀的症状；也可以使用 75% 乙醇或 1% 碘伏进行消毒处理，避免发生继发感染；如果伴有皮肤发红、皮肤破损等症状，还可以遵医嘱使用复方醋酸地

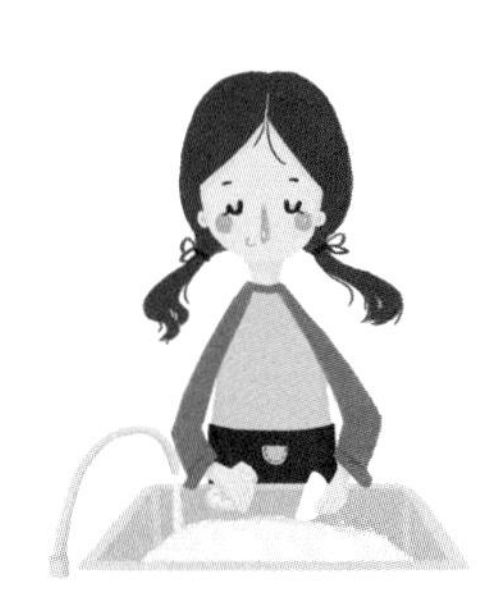

塞米松乳膏、丁酸氢化可的松乳膏、氯雷他定、西替利嗪等药物进行治疗，从而达到抗炎、抗过敏等效果。与此同时，还要注意饮食健康，不建议吃刺激性食物，如辣椒、花椒等，以免影响伤口愈合。

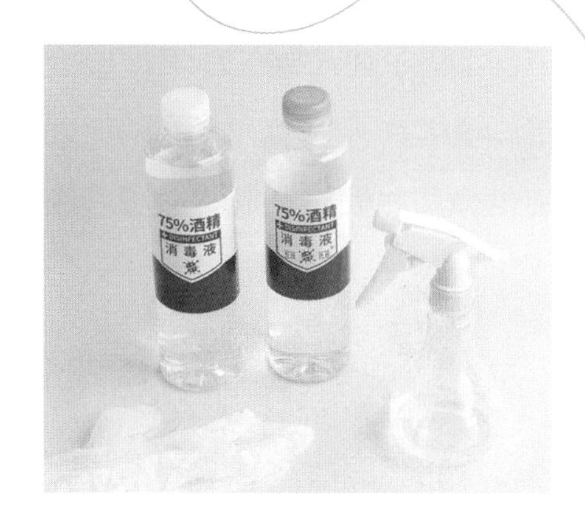

5.10 城市里卫生条件较好，不会出现蜱虫，更不会感染"蜱虫病"？

通过前面的介绍，我们知道蜱虫主要栖息在野外的草丛、林地等环境中。虽然它们不会主动进入城市环境中，但是它们可以悄悄地搭乘"顺风车"进入。那么它们搭乘的"顺风车"有哪些呢？下面我们就来大致列举一下。

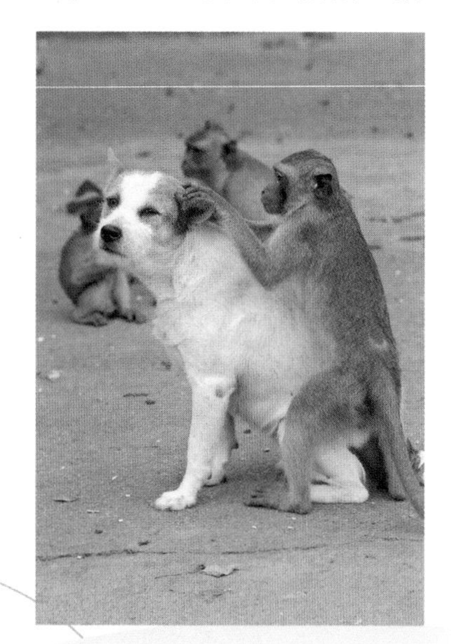
猴子帮助狗捉蜱虫

当我们外出到山区林地游玩误闯蜱虫的领地时，它们会依附在我们身上被我们带回家；或是当我们饲养的宠物进入孳生蜱虫的草丛或林地玩耍后，不小心被蜱虫"盯"上，并藏匿在宠物的身上被带回家；又或是城市园林绿化的植株通过位于郊区的培育基地移栽，将潜伏其中的蜱虫带入城市。类似上述的外界活动，都有可能将长期生活在野外的蜱虫带入城市环境中。

那么，是不是只要我们待在城市环境中，就能完全避开蜱虫的骚扰和叮咬呢？是不是就不会感染“蜱虫病”呢？

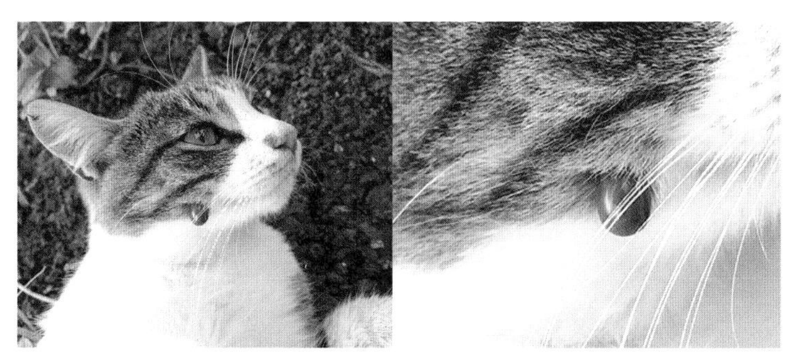

蜱虫叮咬在猫的脸上（右为局部放大图）

搭“顺风车”的蜱虫，可能会继续寄生在宠物身上，也可能从宠物身上掉落后栖息在我们小区绿化带内或家里的某个角落，也可能继续生活在移栽的绿化植株上，时刻等待着下一个宿主的到来。城市居民虽未外出去过野外，但仍被蜱虫叮咬继而发病就医的事件曾有报道。他们或是被自家宠物携带的蜱虫叮咬，又或是被小区绿化带中潜伏的蜱虫叮咬，甚至是被藏匿在移栽的绿化植株上的蜱虫所叮咬。

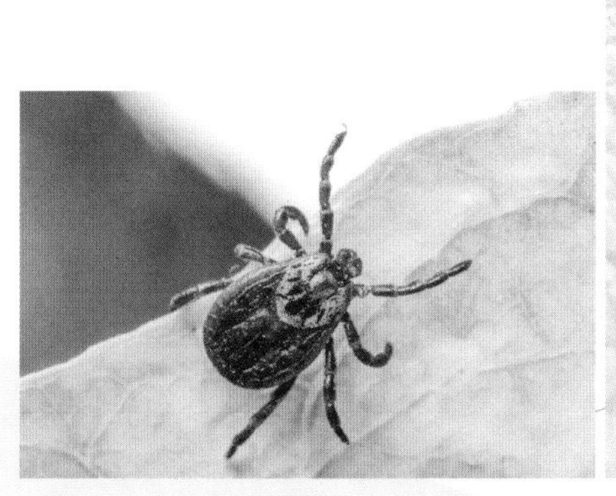

蜱虫栖息在树叶上

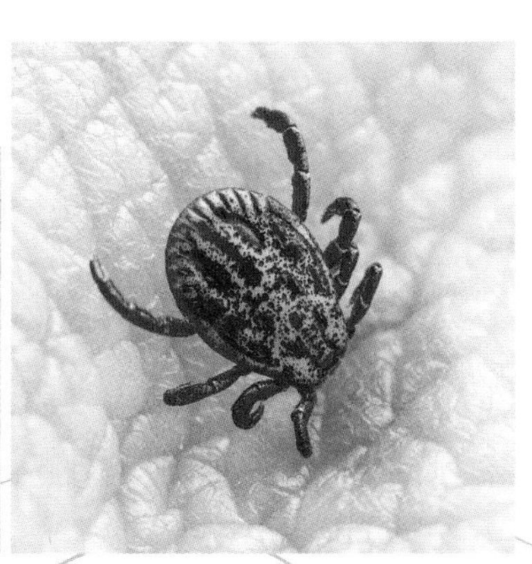

蜱虫钻进人的皮肤（放大图）

综上，城市里卫生条件好，不代表这个环境中就绝对不会孳生蜱虫，不代表就完全不会感染“蜱虫病”。但也大可不必谈虎色变，蜱虫并非无处不在，绝大部分的社区环境都是安全的，无须过分担心生活在城市里会被蜱虫骚扰、叮咬。只是当我们携带宠物外出到可能有蜱虫生活的地区游玩时，要做好个人防护，离开时仔细检查宠物体表是否有蜱虫附着，提高野外蜱虫叮咬的警惕，远离蜱虫吸血危害，增强个人保护意识，享受舒适健康生活。

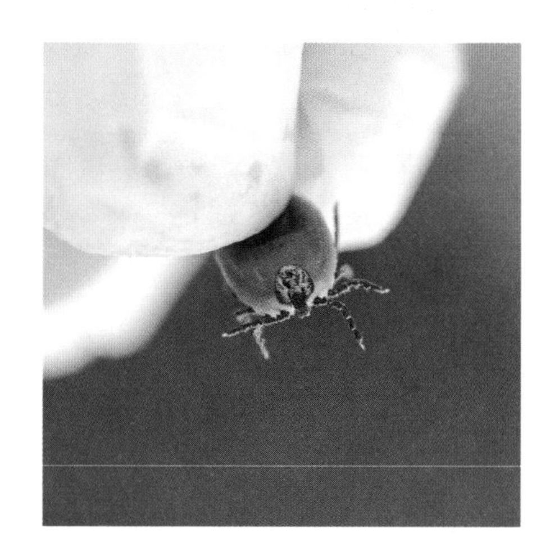

6 螨虫篇

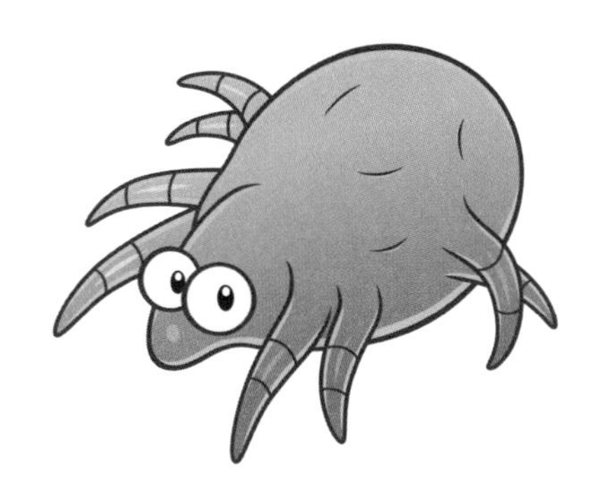

6.1 因为人脸上寄生的螨虫是从床上爬到脸上去的，所以脸上才容易长痘？

有些人因为脸上容易长痘，所以就怀疑是卧室床上的螨虫侵扰造成的，说到这个问题，我们就要跟诸位好好掰扯掰扯了。

“痘痘”听起来是很逗的一个词，却给很多朋友带来诸多烦恼，更被大家调侃为“青春美丽痘”，然而事实却是它既与青春没有半毛钱关系，又一点都不美丽。很多中年人更是谈“痘”色变，说好的青春美丽痘，自己连青春的尾巴都碰不到了，为啥“痘”还在，甚至“痘”都已经不见了，但脸上的痘印还依然存在，既影响颜值又影响心情，人到中年还仍然活跃在“战痘一线”，被折磨得简直是苦不堪言、心力交瘁。人脸上的“痘痘”到底是个什么来头呢？

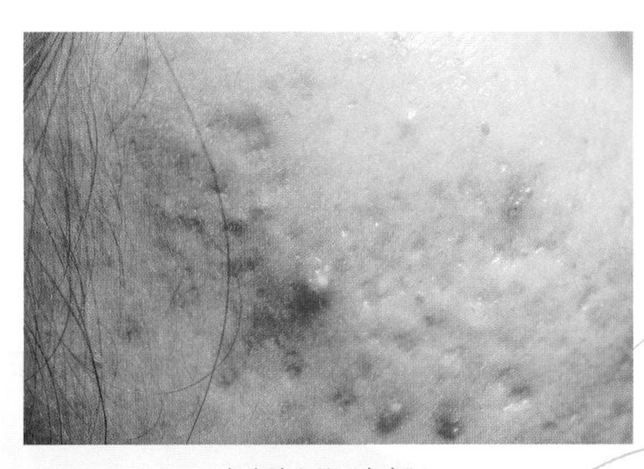

长在脸上的“痘痘”

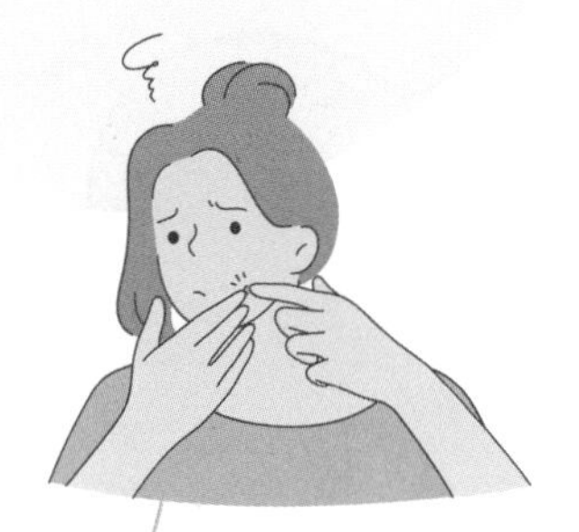

接下来让我们来共同认识一下它。

“痘痘”是痤疮的俗称，又叫青春痘、暗疮、粉刺，是由毛囊及皮脂腺阻塞、发炎所引发的一种皮肤病，也是常见的一种皮脂腺慢性病。众所周知，皮肤是咱们人体最大的器官，就像一张布满细小气孔的厚布，皮脂腺分泌的油脂经由毛囊及皮脂腺导管排出至毛孔，在皮肤的表面形成一层保护层，通过正常的角质层代谢，如此正常循环，皮肤不会出现任何“痘痘”问题。如果有一天，体内的雄性激素过度分泌，造成皮脂腺过度分泌，皮脂中亚油酸水平相对减少，从而诱导滤泡过度角化，使上皮细胞无法正常脱落，导致毛囊及皮脂腺导管堵塞，皮脂不能顺畅排出，淤积在毛囊口，而毛囊仍旧毫不知情地代谢着，堵上添堵，最终形成粉刺。如果这些代谢产物碰到了氧气，那么就成了被氧化的黑头粉刺，即开放性粉刺，好发于鼻子、面部、前胸和后背，尤其以鼻子的小黑头最多，其特征为明显扩大的毛孔中的黑点，挤出后形如小虫，顶端发黑；没有被氧化的就是常说的白头粉刺，也叫闭口性粉刺，其分布具有对称性，好发于人体的面部或颈部。

说到这，有些朋友就会问了：“痘痘”形成的原理基本搞清楚了，那么平时有哪些因素会导致“痘痘”的出现呢？

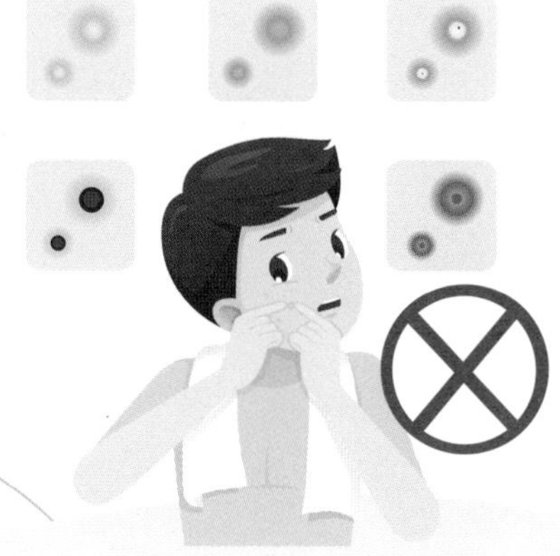

主要有以下几个方面的原因：

第一，体内雄性激素分泌过多，皮脂腺肥大，皮脂分泌过多排泄不畅，堆积在毛囊内形成脂栓。久之继发细菌感染，引起毛囊及皮脂腺周围炎症反应，形成丘疹或脓疱，即暗疮。

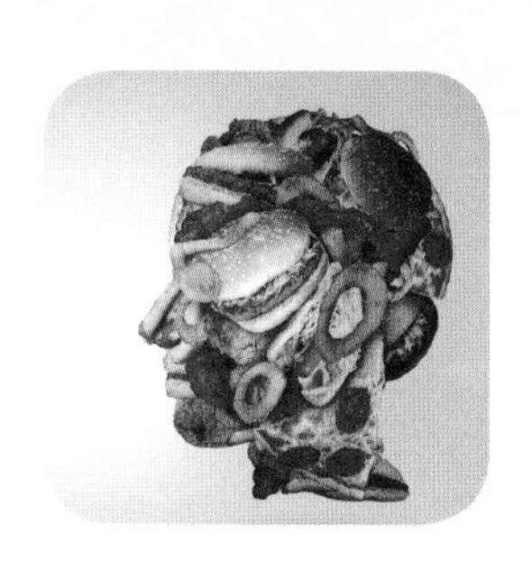

第二，与遗传有关，一般有家族史。

第三，内分泌障碍、消化不良、神经系统障碍，以及摄取高脂肪、高糖的食物和刺激性食物均为其发病诱因。

第四，由其他疾病导致体内毒素无法排出而引发，最常见的就是便秘。

第五，不及时或不当的皮肤清洁护理。例如，过度清洁皮肤导致皮肤失去天然皮脂膜的弱酸性保护而导致细菌感染而长痘，未定期去角质导致角质层堆积过厚、堵塞毛孔而引发细菌感染。

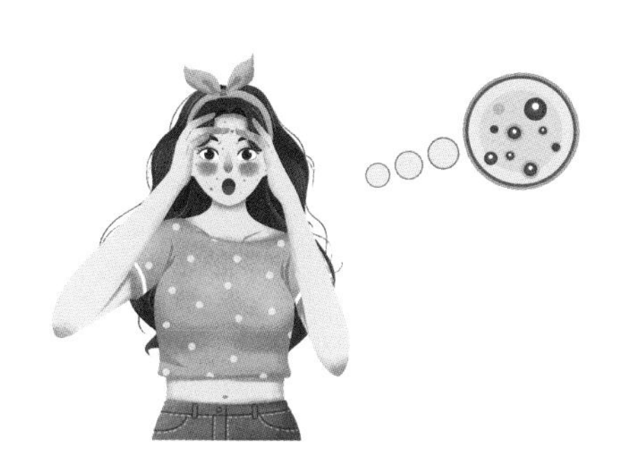

综上可以看出，“痘痘”的形成有内分泌失调的原因，也有遗传方面的原因，更有饮食习惯和个人卫生习惯等原因。说到这有些朋友不禁要问，说了那么多，貌似“痘痘”跟螨虫并没有半毛钱关系呀！不着急，接下来咱们一起来聊聊螨虫，看看螨虫究竟是个什么东西、有什么危害等。

螨虫是一种个头很小且肉眼不容易看到的害虫，长度一般为 0.1 ～ 0.4 毫米。目前，自然界已知的螨虫约有 5 万种，但只有两种可寄生在人类身上，一种是皮脂蠕形螨，一种是毛囊蠕形螨（又称毛囊螨，俗称毛囊虫）。它们主要分布在面部、头皮、背部等皮脂腺分泌旺盛的地方，一辈子就住在皮肤的毛囊和皮脂腺里，每天除

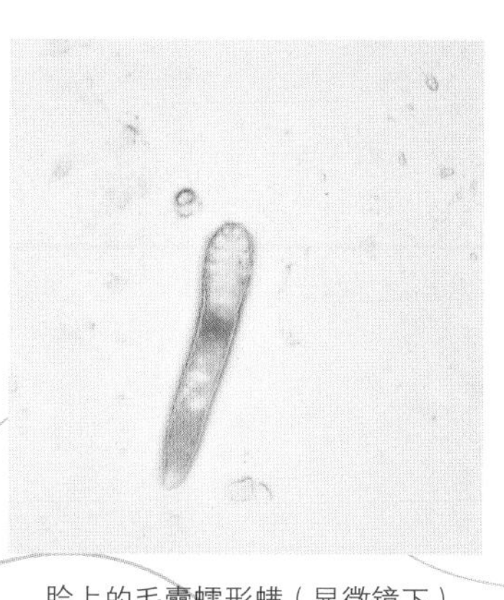

脸上的毛囊蠕形螨（显微镜下）

了吃死皮油脂、产崽，就是搞破坏！它们会使人体出现眼痒、眼干、眼红、眼部分泌物增多、睫毛脱落等眼部症状，如果没有及时治疗，还会导致干眼症、麦粒肿、霰粒肿、睑缘炎、过敏性结膜炎等眼部疾病，严重者甚至导致失明！此外，它们在人体其他部位引起的病症还有毛囊炎和玫瑰痤疮等。没想到吧，它们小小的身躯里竟然蕴藏着如此大的破坏力，是不是挺恐怖的。

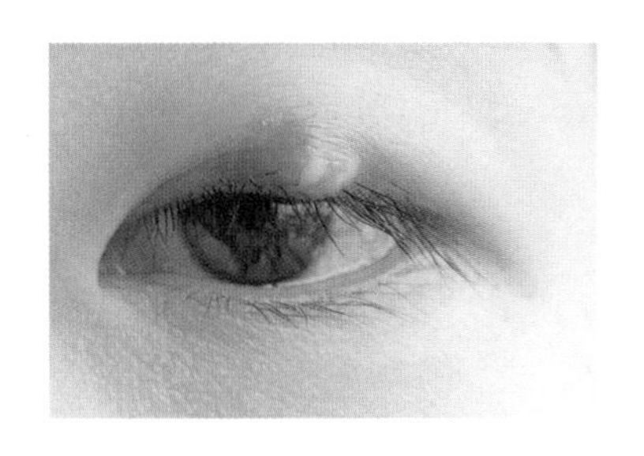

说了那么多，我们还是回到主题上来，人脸上寄生的螨虫是不是从床上爬到脸上去的呢？要回答这个问题，我们应该先弄清楚我们床上的螨虫到底是什么种类。在我们日常生活中最常见的是尘螨，它们最喜欢生活在我们的枕头、枕巾、被子、衣服、毛绒玩具中，靠吃我们人类或动物的皮屑为生，它们的排泄物、分泌物、蜕壳和尸体都是过敏原，容易诱发哮喘及皮炎、瘙痒、红疹子等过敏性皮肤问题，不仅仅是脸上，全身都有可能发生。尘螨属于非寄生性螨虫，一般不会在人体包括脸部等皮肤寄生。说到这，我们要给它们平个反，它们与

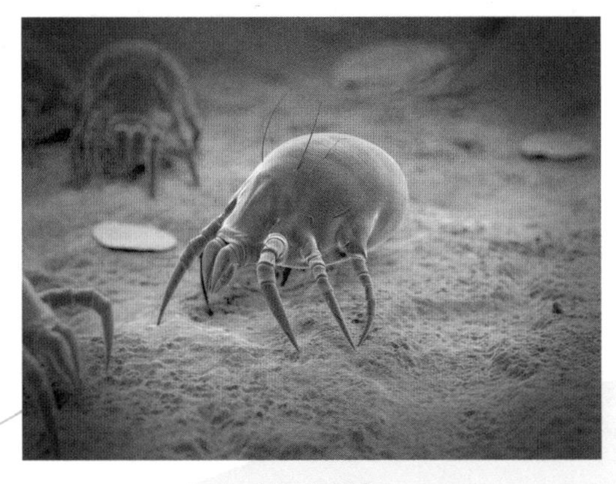

床上的尘螨

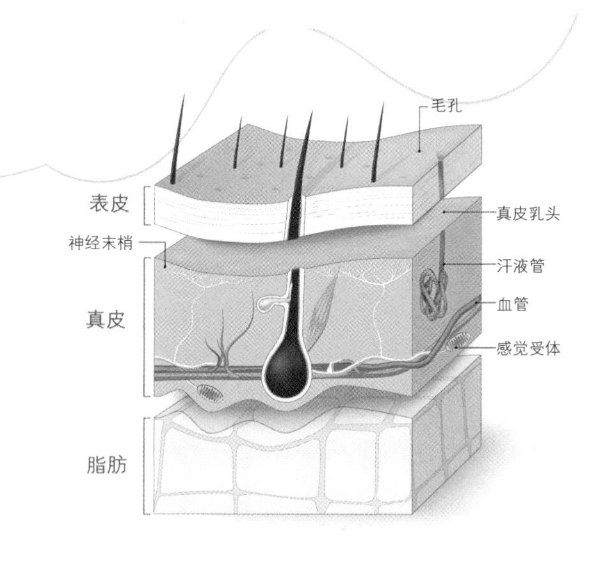

人体皮肤结构

我们脸上长的“痘痘”并没有多大的关系，所以说，人脸上寄生的螨虫并非是从床上爬上去的。

研究发现，我们脸上长痘不一定是由螨虫引起的，“痘痘”与螨虫之间的关系仍尚无定论，有待进一步研究。

6.2 酒渣鼻是怎么形成的，又该怎样根治呢?

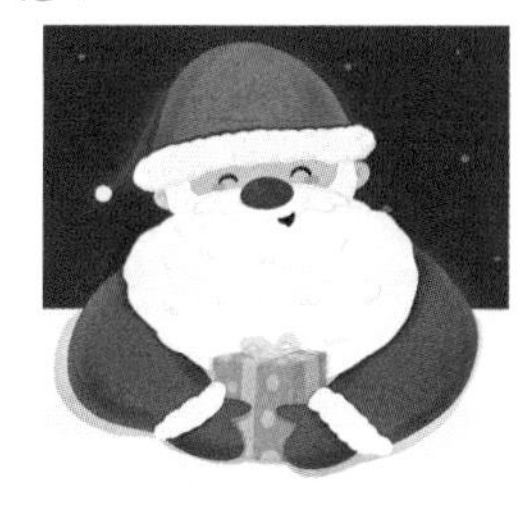

提到圣诞老人，大家首先想到的是什么呢？长着白胡子、戴着红色帽子、穿着红红的袍子、脚蹬一双黑皮靴、和蔼可亲的老爷爷，没错，这些是圣诞老人最典型的特征，此外，还有一个标志性的东西——红红的大鼻子，想必大家也不陌生吧。试问下大家，如果这种标志性的红鼻子长在你身上，你还会觉得它好看吗？我们身边往往就有和圣诞老人同款红鼻子的朋友，鼻子又红又肿，不仅影响颜值，还提示我们身体可能有炎症，千万不可小视它！

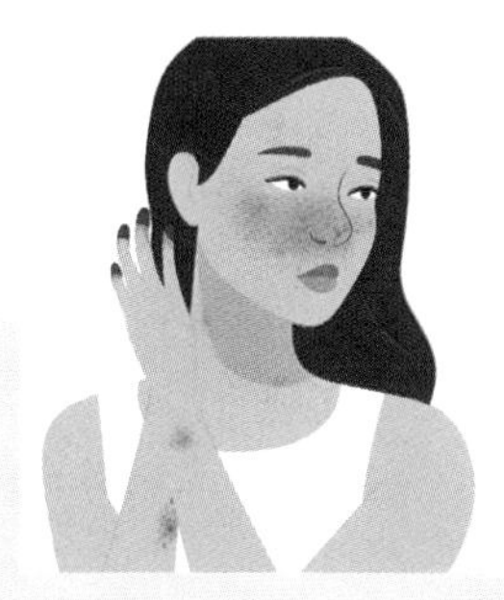

这种红鼻子就是我们平时所提到的酒渣鼻，它还有一个浪漫的名字——玫瑰痤疮，因长得

像草莓又被人称为草莓鼻，是一种以发红和痤疮样肿块为特征的慢性炎症性皮肤病，多见于30 ~ 50岁中年人，女性多见，常发于面颊中部、鼻尖和鼻翼部，情况严重时还会延及两颊、颌部和额部。轻者只有毛细血管扩张、局部皮肤潮红、油脂多；重者可出现红色小丘疹、脓疱；严重者出现鼻端肥大、毛囊扩开而形成鼻赘。

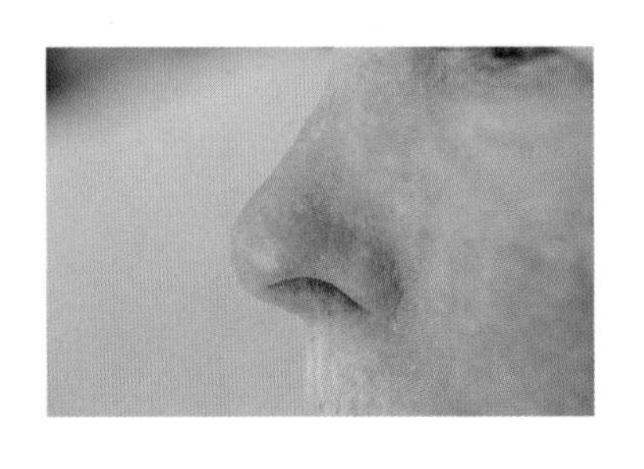

聊到这里有些朋友禁不住要问，酒渣鼻到底是什么原因引起的呢？

说实话，该病病因比较复杂，目前尚不十分清楚。有学者推测是在皮脂溢出的基础上，体内外各种有害因子的作用，使患部血管舒缩功能失调，毛细血管长期扩张所致。目前，大多数学者认为，毛囊蠕形螨侵入及局部反复感染是发病的一个重要原因。诱发及加重本病的因素主要有嗜酒、吸烟、刺激性饮食、消化道功能紊乱、内分泌功能失调、精神因素、病灶感染、冷热因素长期作用于皮肤（如高温工作）等。

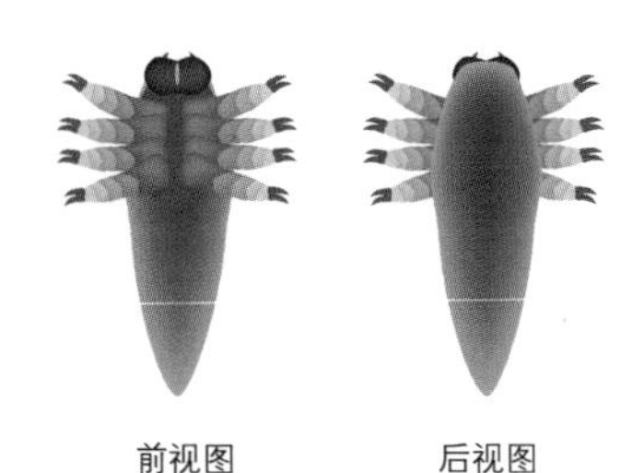

毛囊蠕形螨的前后视图

相信我们身边有不少朋友跟我一样在对它不甚了解之前会认为酒渣鼻就如同它的名字一样是由饮酒过多引起的且只发生在鼻部，甚至认为它主要是由毛囊蠕形螨侵入鼻部所致等。针对第一个传言，我们在这里跟大家解释一下，其实，酒渣鼻和喝酒并无直接关联，我们身边有些朋友平时滴酒不沾，也会得酒渣鼻，甚至有些朋友的酒渣鼻症状还比较严重。虽然饮酒并不是该病主要病因，但是乙醇刺激却是诱发或加重酒渣鼻的重要因素，饮酒较为频繁的人，酒渣鼻表现更为明显。另外，酒渣鼻也不仅仅发生在鼻部，该病好发于颜面中部，以鼻尖、鼻翼为主，

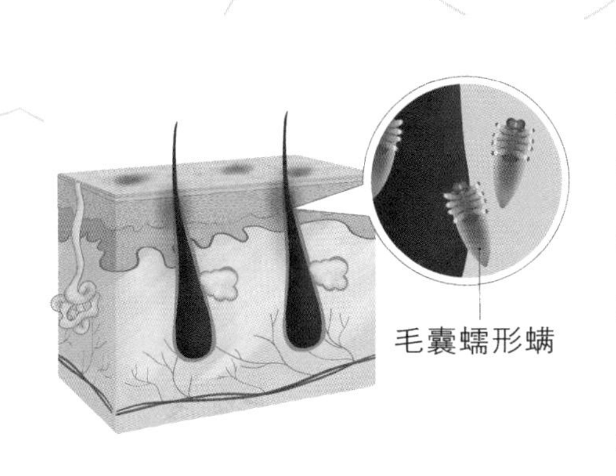

其次为颊部、颌部、前额，常呈对称分布，只是发展到最后以鼻部症状最为典型且最为显眼，鼻部皮损的颜色呈紫红色，看起来就像是酿制葡萄酒后产生的渣滓，因此才就有了这个称呼。引起酒渣鼻的因素特别多，往往不是由一种因素单独引起，毛囊蠕形螨侵入可能是其中一个重要因素，但就目前来看，酒渣鼻和毛囊蠕形螨之间的关系没有明确的定论。

有些朋友不禁要问，那酒渣鼻到底有什么危害呢？

第一，酒渣鼻会使患者面部受损，瘢痕累累，从而改变其容貌，患者还会受到别人的嘲笑，给其造成特别大的心理压力，产生自卑心理，容易使其变得沉默寡言甚至内向孤僻，尤其是对于“外貌协会”的人来讲，这种心理压力会更大。

第二，患上酒渣鼻后如果没有及时治疗，很容易引起其他并发症，例如，酒渣鼻会影响鼻腔的正常生理功能，使患者出现呼吸障碍，引发血氧浓度降低，进而影响其他组织和部位的功能和代谢，从而出现头痛、头晕、记忆力下降、胸痛、胸闷、精神萎靡等并发症。

第三，酒渣鼻会影响患者正常的学习和生活、人际交往、就业。

既然酒渣鼻危害那么大，那么我们该如何来进行治疗呢？

第一，在我们饮食过程中，应该注意尽量少吃或者不吃刺激性强的食品，尤其应当忌酒。

第二，注意避免冷热刺激，避免情绪激动、精神紧张，做到生活有规律且注意劳逸结合。

第三，做好面部清洁卫生，不随意挤压，不乱用药物，轻度酒渣鼻可采用口服或外用药物治疗，一般口服 B 族维生素（如维生素 B_2、维生素 B_6、复合维生素 B），以及口服甲硝唑、四环素、异维 A 酸等，外用药物要选用刺激性小的药物，如含硫黄的洗剂、克林霉素凝胶、夫西地酸乳膏、莫匹罗星软膏；针对病情比较严重的患者，也可以采用物理治疗和手术治疗，如毛细血管扩张者行激光治疗，效果较好，鼻赘者可行手术切割治疗，以达到美容效果。当然，我们也不能忽略中医治疗的作用，中医治疗酒渣鼻主要是辨证用药，中医认为酒渣鼻是肺胃积热、血瘀凝结引起的，主要选择一些清热凉血解毒汤再配合一些外用药物来治疗，里外调治，才能取得更好的效果。

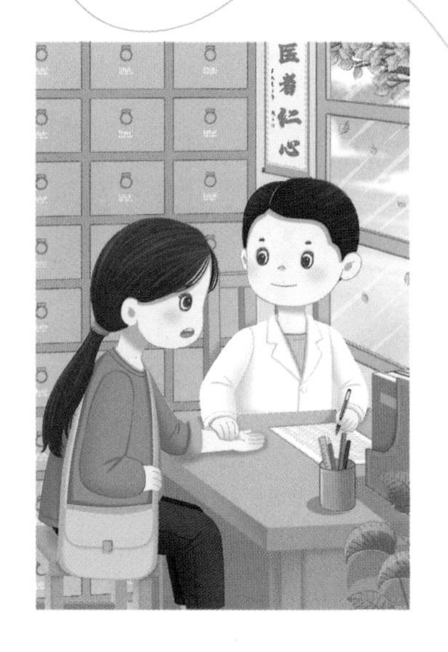

总的来说，得了酒渣鼻千万别慌，一定要去正规的医院接受正规的检查和治疗，针对不同的类型采用不同的治疗措施，同时要克服各种消极心理因素，保持积极乐观的心态，相信通过科学的治疗，自己一定可以摆脱疾病的困扰。

6.3 夏天在厨房内发现有密密麻麻的“小白点”，到底是什么虫，有什么危害呢？

朋友们，大家有没有遇到过这种糟心的事情，在夏季的某一天，家里面莫名其妙地出现了无数只如同粉尘样的白色小虫子，尤其是在

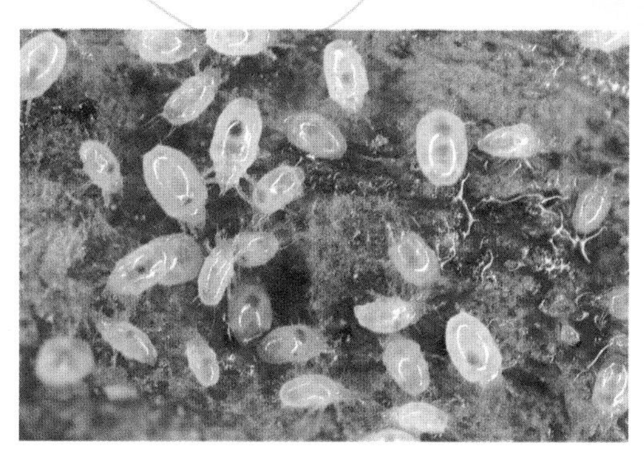

粉螨（放大照）

打开某个橱柜的一刹那，一大片密密麻麻的正在蠕动的白色小虫子便映入眼帘，那种恐惧感难以言表，对于有密集恐惧症的朋友简直就是致命的暴击。更恼火的是，不仅是厨房，甚至是卧室都被这种“小白点”给攻陷了，哪怕是再干净的厨房、卧室都有可能会出现这种恶心人的小东西，简直让人寝食难安。

家中一旦发现这种“小白点”就必须引起重视了哟，因为它们的繁殖能力十分惊人，如果没有立即清理，一宿的工夫一小块地方就会出现成千上万只，这种让很多朋友头大又恶心的虫虫就是粉螨，目前咱们国家已发现 30 多种，它们个体微小，生境广泛，多见于房舍和储藏物中，主要以植物或动物的有机残屑为食，但以储藏物中的储粮、干果、毛皮等为主，凡有人类生活的地方都有它们的踪迹，广泛分布于世界各地。粉螨畏热怕光，喜欢生活在阴暗、温度高、湿度大且有机物丰富的环境中，在自然界适应性强，食性广，既可自由生活，又能在动物和人体表寄生。环境温度的变化可直接影响粉螨的生

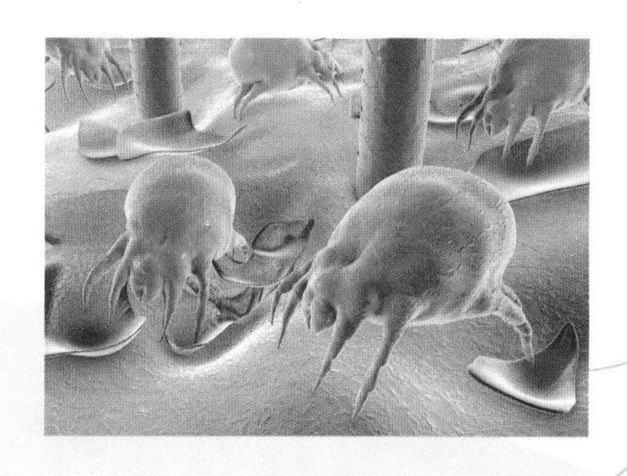

长发育，它们一般在 8 ～ 40 摄氏度能维持正常生长发育，温度过高或者过低都不利于它们生长发育。环境中的水汽是粉螨获取水分的重要来源。粉螨没有气门，只能通过表皮进行呼吸，对环境湿度特别敏感，一般湿度为 65% ～ 80% 的环境最适合它们生存繁殖，当环境湿度低于 60% 时，粉螨就很难存活了。

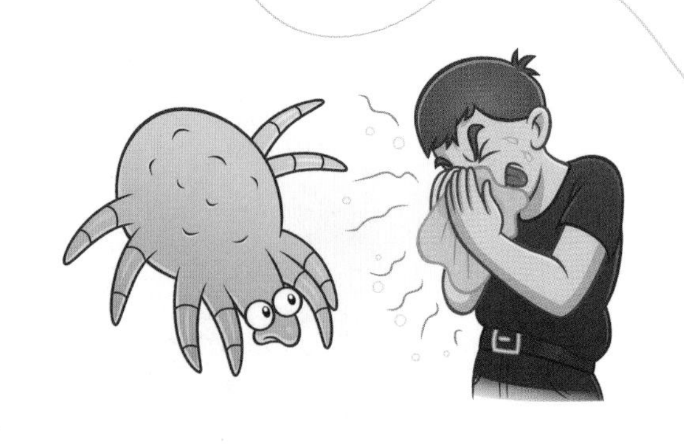

跟大家分享了粉螨的生存环境和习性后，接下来咱们一起来看看它们的危害。粉螨作为一种重要的仓储害虫，每年都可对储藏物造成很大的损失，另外，它们还是重要的医学螨类，其排泄物、分泌物、蜕下的皮及死亡的螨体均是很强的过敏原，可引起人体发生过敏反应，如过敏性哮喘和过敏性鼻炎。粉螨及其生成物体积小、体轻，悬浮在空气中很容易被人通过呼吸道吸入体内，从而引起肺螨病，若一不小心进入人的肠胃，就很容易引起肠螨病。此外，粉螨代谢产物对人畜有毒性作用，可造成人畜中毒；有的粉螨在迁移过程中可携带微生物，如黄曲霉，可污染储藏物。

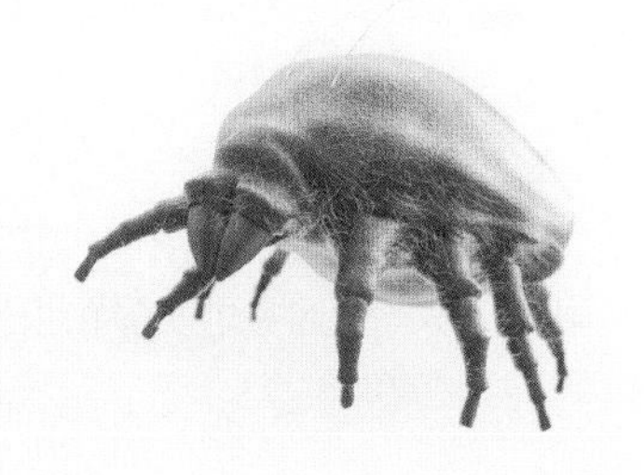

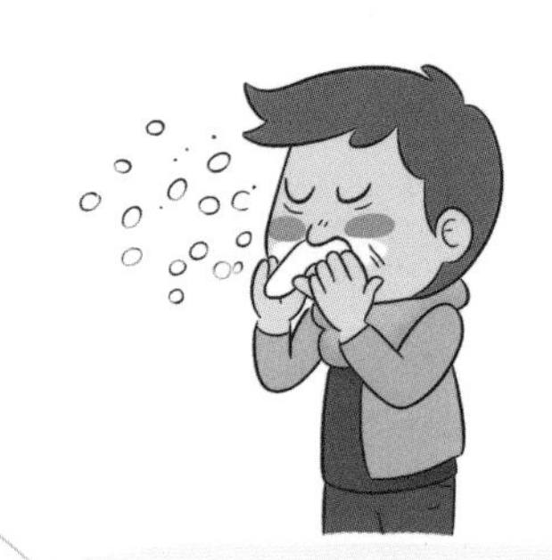

据不完全统计，目前全球粉螨过敏者约有 3 亿，预计到 2025 年，与粉螨相关的过敏性疾病患者还将增加 1 亿。因此，粉螨过敏已成为严重的全球公共卫生问题之一。

除此之外，粉螨给人们造成的精神和心理负担也不容忽视，有不少朋友家中被粉螨侵袭后，由于对粉螨缺乏了解，面对数量越来越多的小东西却无能为力，精神压力大、无力感、挫败感使其吃不下、睡不好，甚至导致精神衰弱等，严重影响了他们正常的生活。

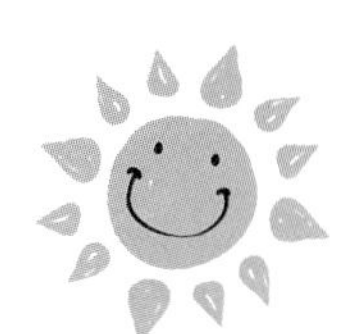

说到这，想必有些朋友已经对这种小东西恨得牙痒痒了，恨不得它们立刻消失在我们的生活中。粉螨虽然那么可恶，危害那么大，繁殖能力那么强，但它们有它们的“命门”，当我们家中出现了这种不速之客时，只要我们做到以下几点，就能很容易地把它们给消灭掉。

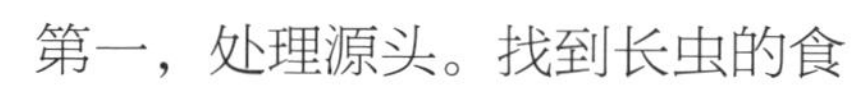

第一，处理源头。找到长虫的食物或日用品，食物该扔掉的扔掉，日用品该清洗的清洗，对能搬动的物品都拿到太阳底下暴晒，对无法搬动的物品用烘干机或者小太阳取暖器进行烘烤。

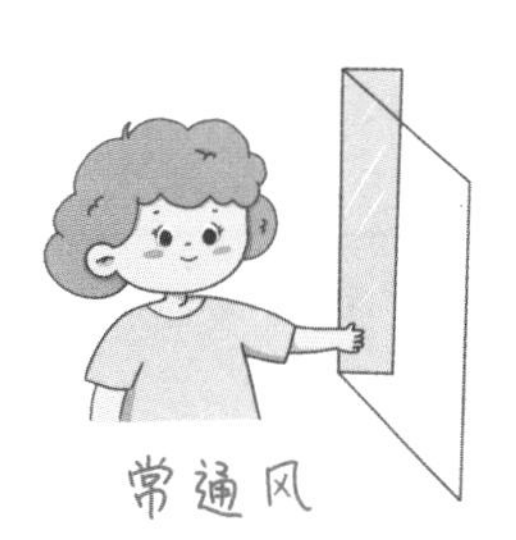

第二，除湿。降低居住环境的相对湿度，保持相对干燥的室内环境，避免给粉螨提供潮湿阴暗的生长环境，根据季节和气候开窗

通风或者使用空调和除湿机，湿度控制在 40% ~ 50%，不到 1 周就基本上看不到粉螨的踪迹了。

第三，环境治理。如果环境治理效果不太理想的话，可以使用对环境无害和对人体相对安全的杀螨剂进行防治，务必要选择正规厂家生产的低毒或者微毒的卫生杀螨剂，并注意用药安全。

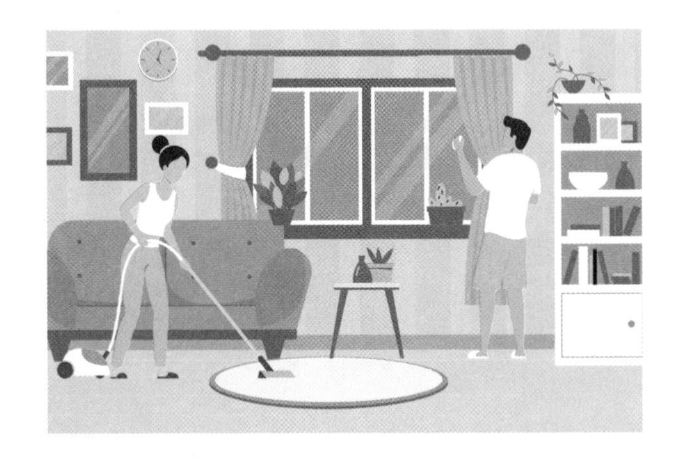

7 臭虫篇

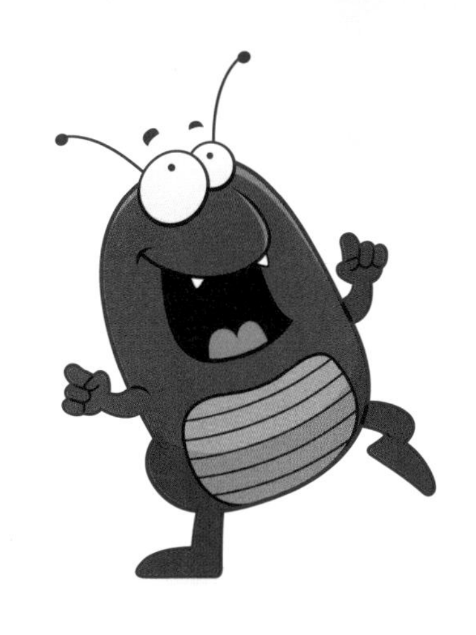

7.1 现在生活条件及卫生条件有了较大改观，臭虫从我们的日常生活中消失了？

有些朋友认为，现在生活条件和卫生条件都好了很多，有些卫生害虫就不会在我们生活中出现了，果真是这样吗？大家又是怎么认为的呢？

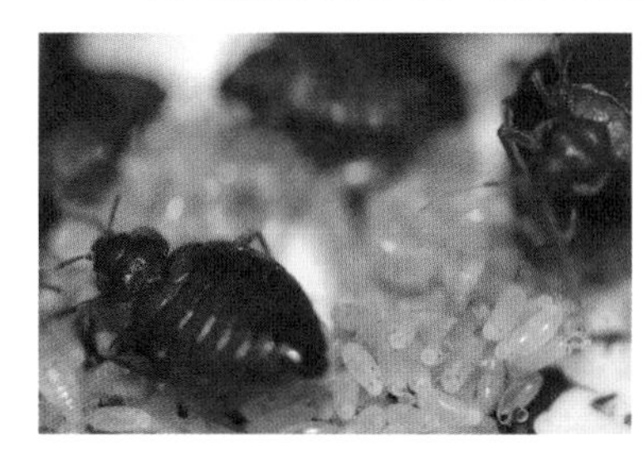

有这么一个“吸血鬼”，在被人们遗忘了很多年后又“死灰复燃”，近些年被频繁提起，它就是臭虫。很多“00后”甚至是“80后”“90后”对臭虫基本没啥概念，这种远比蚊子更讨厌的害虫，在城市里被人们遗忘了很多年。不过，时间倒推至六七十年代，它可是大名鼎鼎的“四害”之一。

1959年，臭虫取代麻雀成为“四害”之一被集中剿灭。经过多年的灭臭虫行动，臭虫于20世纪70年代后期在我国绝大多数地方，尤其是城市已经难得一见，处于一种低密度的状况。

那么，几乎绝迹的臭虫为何会再次“兴风作浪”，而且多发生在经济条件、卫生条件较好的城市里呢？

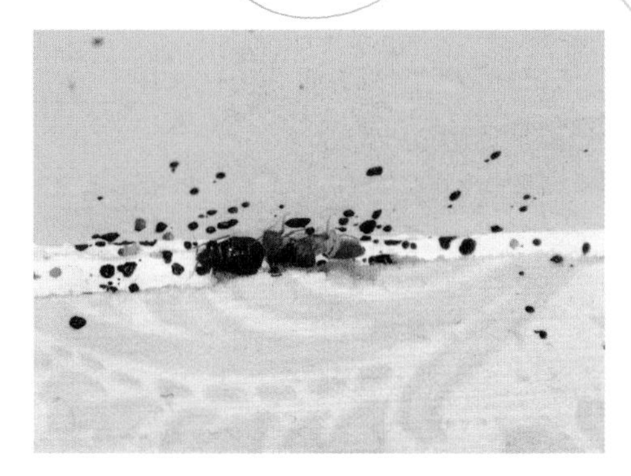
臭虫出没的地方

近年来，相关研究分析，臭虫重现主要有两个途径：一是由国外输入；二是由农村地区进入。

事实上，从 2000 年以后，臭虫在世界范围内呈现一个逐渐复苏的状态。最明显的就是在西方国家，大概在 2010 年，美国就开始逐步报道各个州发现臭虫，而且呈逐渐扩大的趋势。随着国际交往的日益频繁，国内臭虫很有可能是从国外“偷渡”而来的。

另外，由于大量农村人口进城务工，一些人的原居住地臭虫可能较多，臭虫成虫、若虫、卵会随着他们的迁移而来到城市，并在环境卫生条件差、人员居住密度大的建筑工地宿舍以及外来人口租住房等地方逐渐泛滥。

臭虫为半翅目臭虫科昆虫，喜群居，怕强光，其发育分为卵、若虫、成虫三个阶段。虽然臭虫不像蟑螂一样是“杀不死”的小强，但是它的生命力也相当顽强，繁殖速度也很快。

有专家表示，臭虫是目前世界上难杀灭的害虫之一，美国每年用于杀灭臭虫的开支就高达几千万美元。因此，对于臭虫的“重出江湖”，我们一定要重视，要提高警惕，搞好环境卫生，

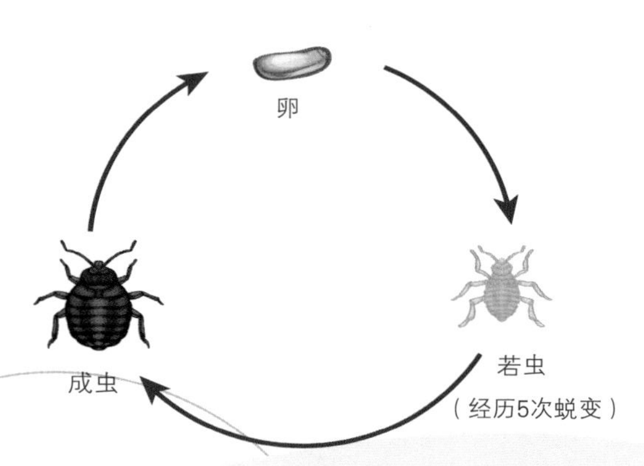

臭虫的生命周期

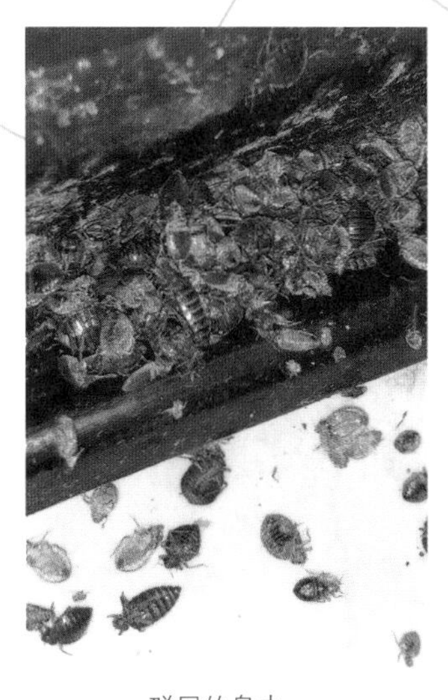
群居的臭虫

一旦发现应及时杀灭。

臭虫那么讨厌，我们怎么做才能有效地防治它们呢？

第一，对外来人员的行李、家具等物品进行检查，旅行或搬迁时，也要仔细检查行李及旧家具，防止将成虫、若虫及卵带入。

第二，搞好环境卫生，铲除臭虫的栖息场所，如将房屋墙壁、地板等可供臭虫隐匿和孳生的缝隙用石灰、水泥等填塞并定期刷墙；经常洗晒衣物、被单、床单、席子等。

第三，一旦发现臭虫要及时杀灭，可以采用卫生杀虫剂进行布粉、涂抹和滞留喷洒等方式对臭虫进行大规模杀灭。

7.2 臭虫是否只在黑暗中叮咬人体，且只隐匿在床垫里？

有的小伙伴可能会这么认为，臭虫这么肮脏的东西见不得光，只敢在晚上、黑暗处偷偷摸摸地活动、干坏事，真的是这么回事吗？最起码这种观点是不太全面的，臭虫很怕光，多在晚上活动、吸血，但只要条件满足，臭虫也会在白天活动、吸血，如在建筑工地宿舍午休的工人被臭虫骚扰的事件就时有发生。

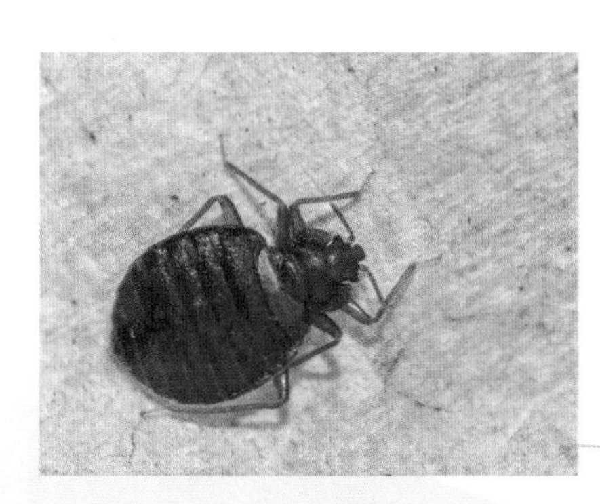
臭虫

臭虫延续自己生命的唯一桥梁和纽带就是吸食血液（主要是人类和一

些哺乳动物），大多数哺乳动物都会选择在夜晚休息，休息时会放松警惕，这时就是臭虫下手的最好时机。臭虫在吸血时会分泌一种碱性唾液，这种唾液通过臭虫的吸血工具注入吸血对象体内，可以很好地防止吸血对象体内的血液凝固，帮助臭虫进行血液吸入。因为人体无法分解这种唾液的毒性，所以被臭虫叮咬的地方往往会出现红肿和瘙痒等症状，严重时还会出现过敏反应，后果十分严重。此外，臭虫的吸血量往往是它自身体积的几倍之多，这对于人体来说是百害而无一利了。

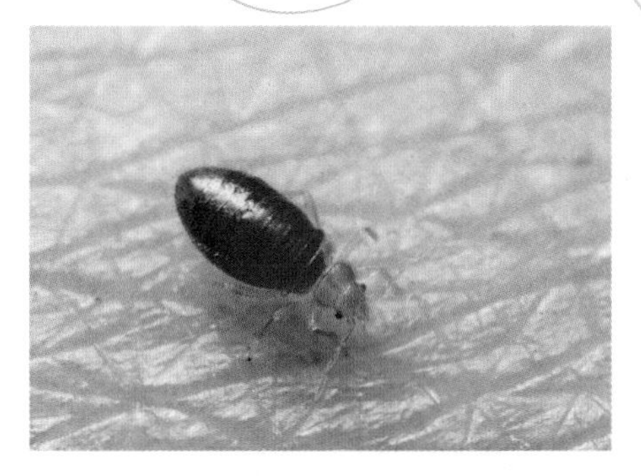

臭虫在叮咬人的皮肤

臭虫是不是只会隐藏在床垫里？要厘清这个问题我们首先就要充分掌握臭虫的主要栖息场所。臭虫既然靠吸食我们人体的血液为生，那么它们主要的生活地肯定也是人类主要的活动区域。当然，臭虫不会大摇大摆地在光亮的地方活动，它们所寄生的地方往往是一些不容易被人注意或者是比较难以触碰的地方，如我们的床架上、屋顶的四个角上、比较高的墙壁和天花板上、我们的被褥底下、草帘儿之间、墙纸的后面、沙发里、衣柜里，这些地方如果我们仔细观察，可能发现淡淡的棕色痕迹，这就是臭虫生活过的迹象，这些痕迹要及时消除和清理，以免给我们的身体健康带来一定的隐患。

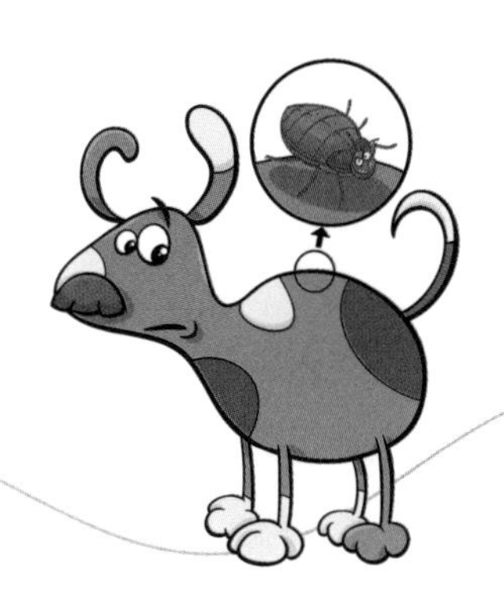

8 跳蚤篇

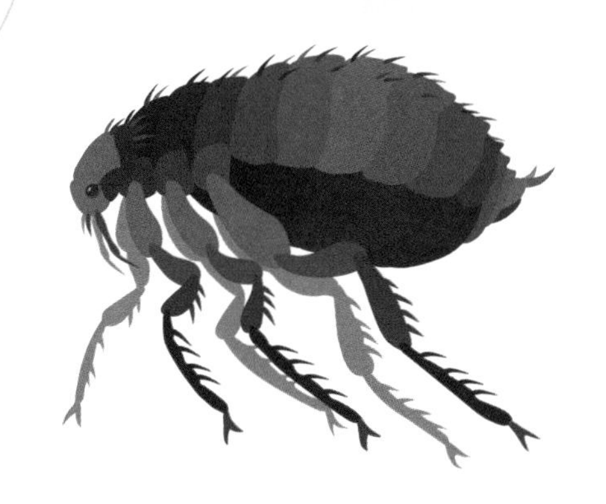

8.1 只待在室内的宠物身上不会有跳蚤，跳蚤一旦跳到一只宠物身上就会赖着不走?

说起跳蚤，这种可恶的吸血害虫想必大家并不陌生，尤其是对于咱们喜欢养宠物的朋友来说，甚至达到了“谈蚤色变”的地步。

跳蚤，俗称革子，是一种完全变态昆虫，即它们的发育过程经过卵、幼虫、蛹和成虫四个时期。它们是一种小型、无翅膀、善于跳跃的昆虫纲蚤目的节肢动物、寄生虫。跳蚤喜欢的栖居地是猫窝、狗窝。

由于狗与猫活动范围广且毛厚密，因此就成了跳蚤优良的栖息地。

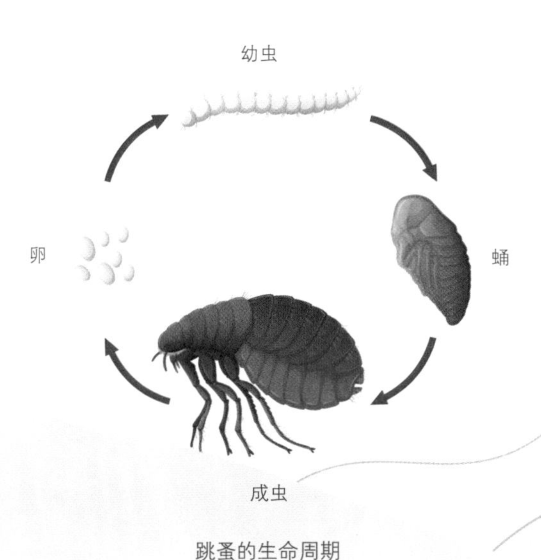

跳蚤的生命周期

有些养宠物的朋友们担心自己的猫狗被跳蚤盯上，整天把它们关在家里面，拒绝它们外出进行“无效社交”，并把自己家里的卫生搞得干干净净的，这样做就可以完全避免它们被跳蚤感染吗?的确，这样做是可以减少宠物感染跳蚤的概率，但并不能完全杜绝，因为家里面难免会有人进进出出，跳蚤可能会通过主人或者主人朋友的鞋子、衣物等带入家中。另外，邻居家的猫狗和流浪狗、流浪猫都有可能会来家“串门”，很容易就把跳蚤及其卵留下来，只要室内有一雌一雄两只跳蚤，很快就会“繁衍兴旺”，短短几周内家里就会孳生上千只跳蚤，宠物狗、宠物猫就很容易躺枪了，真可谓是“猫狗家中坐，祸从天上来”！

有很多养宠物的朋友们以为一旦自己的宠物感染了跳蚤后，就再也逃不脱跳蚤的魔爪了，它们会一直待在宠物身上“赖着不走”，往后余生自己的猫狗再也没有好日子过了，一想到这就心灰意冷。其实，养宠物的朋友们，你们想多了，跳蚤可不会“从一而终”，它们生性喜新厌旧，始终坚守“有奶便是娘”的做蚤原则，哪儿有吃的就会往哪儿跑，所以完全不用担心它们“赖着不走”。

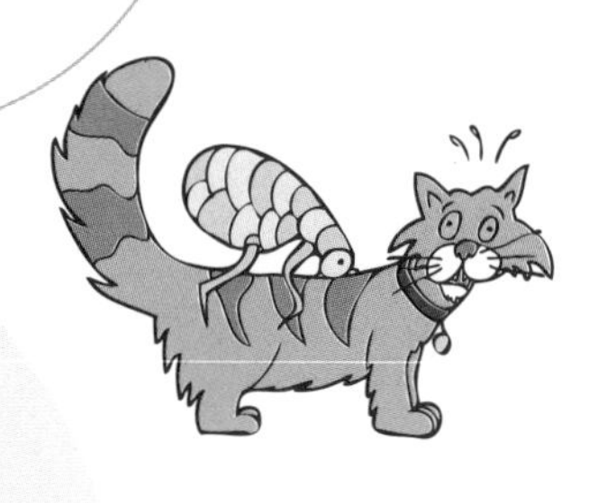

综上，各位养宠物的朋友们，你们最需要做的就是保持居家环境卫生，拒绝脏乱差，定期清洁，不仅自己需要勤洗澡，也要经常给宠物洗澡，使用跳蚤梳为宠物梳理毛发，清理宠物的生活环境并定期给宠物进行体外驱虫，从根本上预防跳蚤的侵害。

8.2 杀虫剂是不是可以杀死家里及宠物身上的所有跳蚤?

提起跳蚤，不少朋友身上都会起鸡皮疙瘩。别看它们身躯小小的，实际对人的健康有很大危害。跳蚤主要以血液为食，吸血是成虫摄取营养的唯一途径，只有吸食足够的血，它们才能交配、产卵，是名副其实的“吸血鬼”。更可怕的是，跳蚤不仅咬人，还会传播多种疾病。

跳蚤成虫是可以看见的，且这可能只是“冰山一角”，而看不见

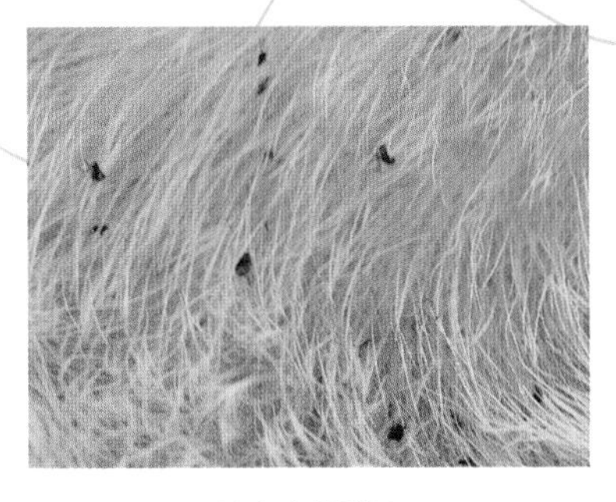
狗身上的跳蚤

的是隐藏在成虫背后的数量庞大的卵、幼虫和蛹。如果跳蚤感染宠物，产下卵，卵可能会掉到地毯及寝具、沙发等家具上，通常几天即可孵化成幼虫，这些幼虫会快速游走在房间的各个角落。由于幼虫对湿度颇为敏感且通常惧光和热，所以它们会寻找湿润、可避开光和热的地方，如地板缝隙、地毯的纤维缝里、家具底部……随后幼虫继续发育为蛹和成虫。家庭防治跳蚤不能过度依赖化学杀虫剂，要坚持以环境治理为主、化学防治为辅的综合防治方法，因为化学杀虫剂是治标不治本的防治方法，单用杀虫剂是很难完全杀灭室内的跳蚤的，且市面上绝大多数杀虫剂只对跳蚤的成虫和幼虫有作用，对卵没有效果，因为卵有蜡质保护层，几乎对现有所有杀虫剂都能抵御，这样就只能等它们孵化出来接触到杀虫剂后才能杀灭。

家里一旦发现跳蚤，我们就一定要把源头找到。据了解，有跳蚤的家庭，90% 都养了宠物，或者有流浪猫、流浪狗到访过，或者家内出现了老鼠，找到源头后就要立即采取措施进行灭蚤，对宠物进行驱虫或者进行家庭灭鼠。接下来我们就要对藏在环境中的幼虫或者成虫进行清扫，在跳蚤的整个生活史中，其卵、幼虫、蛹阶段主要是在室内各种缝隙中及杀虫剂难以喷洒到的区域度过，打扫环境时注意这部分区域。如果家里有吸尘器，那么效果就会事半功倍，因为卵、幼虫、蛹无论以哪种形态掉落，一般人用肉眼都很难发现，而只要用吸尘器

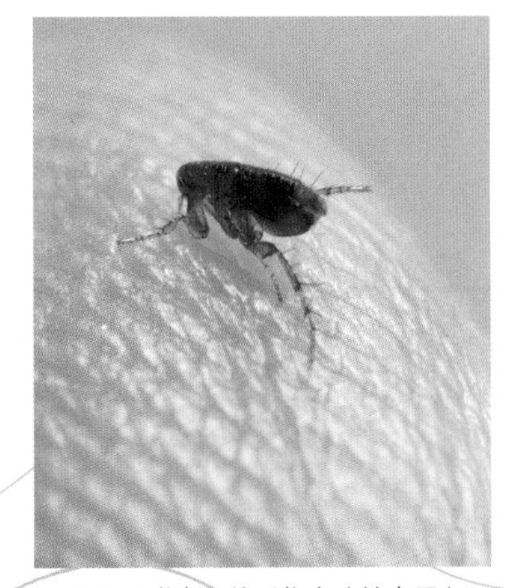
跳蚤吸附在人的手指上（放大照）

一寸寸地处理，80% 以上都能被处理掉。另外，跳蚤喜欢在湿度较大的环境中生存，可对家里的衣物、被褥进行彻底清洗并暴晒，并且进行室内除湿，只要把湿度降低，就可把跳蚤杀死，也会阻止跳蚤进一步孵化。对于室内比较顽固的跳蚤，我们就要考虑使用杀虫剂了，但一定要选择正规的卫生杀虫剂，喷洒药物时需要全面彻底、不遗漏死角，这样才能彻底地消除室内的跳蚤。

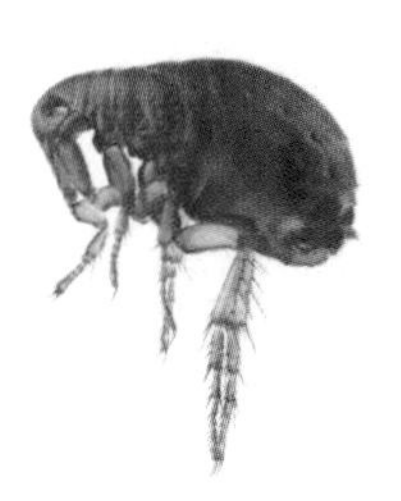

8.3 宠物身上有了跳蚤，给宠物吃点大蒜或者啤酒酵母片就可以驱除跳蚤了吗？

众所周知，大蒜具有较大的食用价值、药用价值以及营养价值，其含有丰富的含硫化合物，具有杀菌、抑菌、抗癌、抗衰老等医疗保健功能，大蒜由于具有杀菌力强、抗菌谱广的特性，被称为“植物性天然广谱抗生素”。

大蒜以上的作用仅是对人来讲的，但对宠物尤其是猫狗来说就没有那么友好了。大蒜属于葱属植物，如果没有把握好用量，很容易对宠物产生毒性作用，尤其是会对猫狗体内的红细胞造成氧化损伤，出现溶血和海因茨小体贫血，还会引起猫狗胃部不适，表现为流口水、腹泻、呕吐。

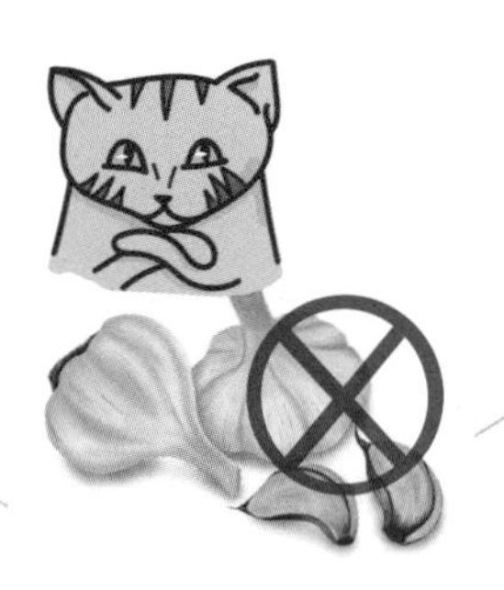

综上，“给宠物喂食大蒜可以祛除宠物身上的跳蚤”的说法是没有任何科学依据的。不管宠物吃不吃大蒜，只要家里面出现了跳蚤，它们都是跳蚤攻击的首要目标。因此给宠物食用大蒜务必要谨慎。

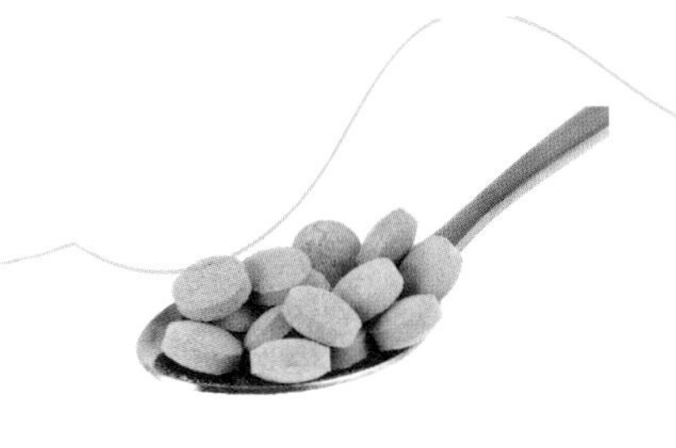
啤酒酵母片

啤酒酵母是用于酿造啤酒的酵母，是一种非常安全、营养丰富且均衡的食用微生物，它是吸收麦芽精华后，运用现代生物技术把酵母加工成纯天然的营养食品——啤酒酵母片，可以直接食用，富含蛋白质、如抗氧化剂和 B 族维生素可促进宠物的皮肤、头发、眼睛和肝脏健康，但是并没有任何证据表明啤酒酵母片对驱除跳蚤有任何作用。另外，市面上售卖的啤酒酵母片多作为一款减肥营养品，长期食用会导致钙流失；啤酒酵母片属于微生物营养源，嘌呤含量较高，一般有痛风的宠物要慎重食用。讲到这里，养宠物的朋友们应该可以看得出这种食品是没有可以驱除跳蚤的有效成分的，所以说用它来驱除跳蚤听起来都不靠谱。

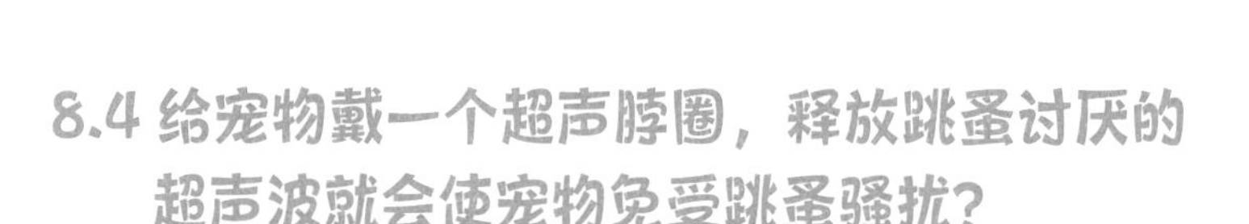

8.4 给宠物戴一个超声脖圈，释放跳蚤讨厌的超声波就会使宠物免受跳蚤骚扰？

各位养宠物的朋友们，你们有没有过长时间与跳蚤斗智斗勇的“黑历史”，有没有被跳蚤折磨得身心俱疲？如果有的话，不管是曾经还是目前正在遭受这种折磨，突然有一种“黑科技”告诉你们可以不用吹灰之力便可把该死的跳蚤从宠物身上赶走，你们会不会抗拒这种“黑科技”呢？我想没有人会对它们有任何抵抗力吧。超声波除虫就是其中一种，养宠物的朋友们看到这种“黑科技”后就如同抓住了救命稻草一般，把除跳蚤的希望完全寄托在了它们身上。

生产厂家与销售商们更是说得神乎其神，称这种超声波可以有效地驱除各种害虫，其发出的超声波虽然人们听不到，但却能让害虫难以忍受，从而使它们从宠物身上或者家中逃掉。真的有那么神奇吗？事实上，购买这种产品基本上交的都是“智商税”，可以说基本上没有什么用。超声波并不是什么玄乎的东西，它不过是一种波长极短、频率高于人类听觉上限的机械波。

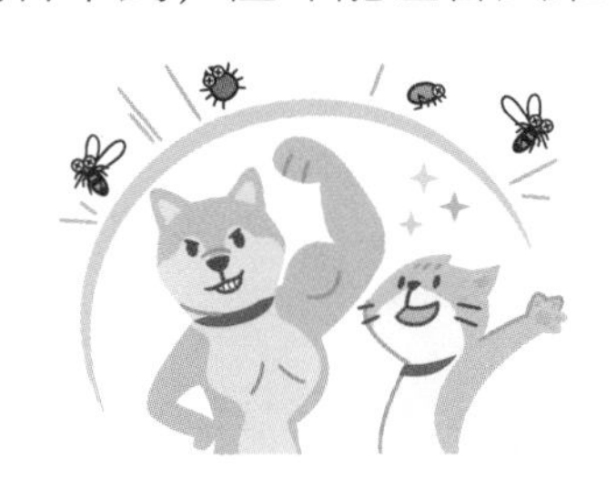

然而，跳蚤到底有没有听觉咱们暂且不说，美国亚利桑那大学一项研究表明，尽管近年来超声波驱虫器的专利数量倍增，但市面上销售的超声波驱虫器（包括超声脖圈）并不是应对虫害问题的有效手段。美国《消费者报告》给出了建议，应尽可能避免使用超声波驱虫器。美国联邦贸易委员会多次告诫消费者，不要购买超声波驱虫器，因为这些制造商没有科学的证据来证明驱虫器的有效性。另外，还有研究者认为这种驱虫器戴在宠物身上后，其发出的高频声波会对动物行为造成影响，从而导致宠物行为的改变。

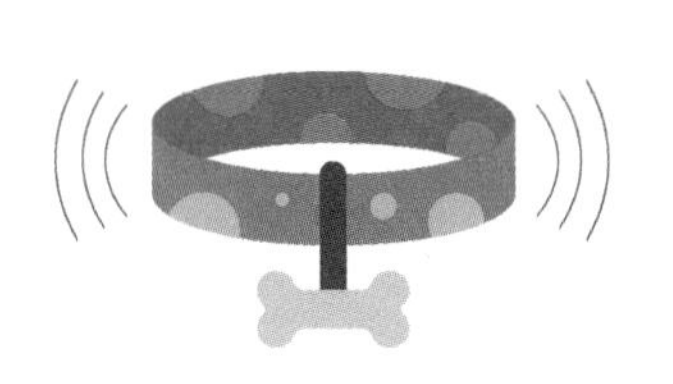

养宠物的朋友们，如果家里的宠物不幸被跳蚤侵袭，面对市面上形形色色的驱虫装置，应提高自身甄别能力，莫要病急乱投医。首先要做的就是找到源头，从而有的放矢对其进行防治。另外，家中还要做好环境卫生和宠物卫生，运用化学药品，多措并举把跳蚤从我们的生活环境中赶出去！

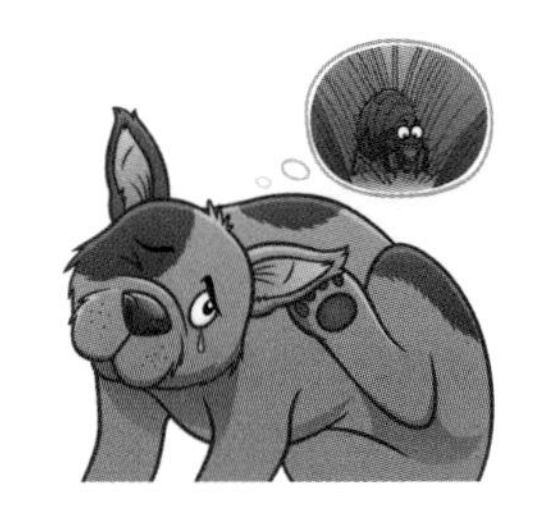

9 隐翅虫篇

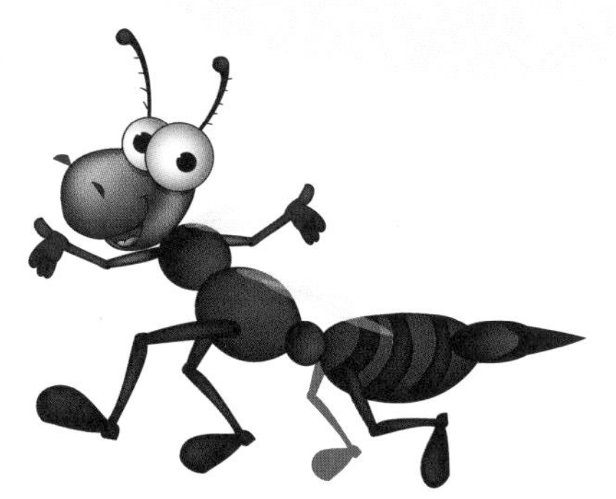

9.1 如何预防隐翅虫?

我们熟知的“影子虫”是一种令人谈之色变的昆虫，其大名叫作隐翅虫，是鞘翅目隐翅虫科昆虫。隐翅虫多数细长、体型小，多数种类只比蚂蚁大一点。可能有的朋友会认为隐翅虫没有翅膀，但实际上隐翅虫就和它们的名字一样，把翅膀藏起来了，不容易被观察到。与很多昆虫一样，隐翅虫有两对翅膀，它们的前翅比较小，长度与宽度大致相当，而后翅较为发达，平时藏在前翅下面，到了起飞的时候能够迅速展开，帮助其扩散、觅食和躲避天敌。正是因为隐翅虫体形小，不易被人察觉，所以隐翅虫伤人事件才时有发生。那么我们该如何防范隐翅虫呢？

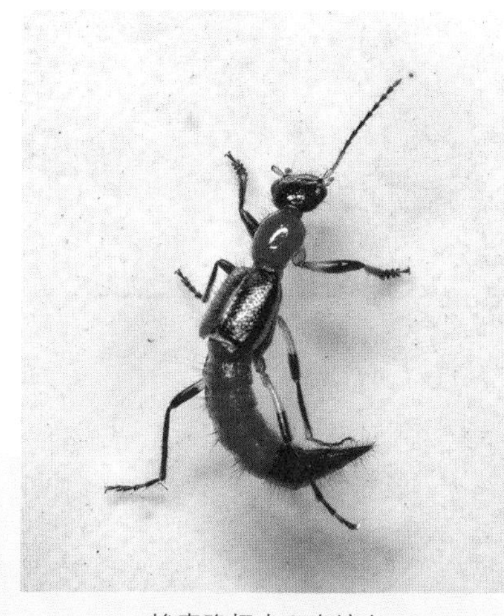

梭毒隐翅虫爬在墙上

第一，我们需要熟知隐翅虫活动的高峰时期，也就是哪个时间隐翅虫的数量最多，最容易闯入人居环境。昆虫的生长繁殖通常与温度息息相关，炎热的夏天是大多数昆虫活动的高峰时期，隐翅虫也不例外。一般我们能在每年的 6 月看见隐翅虫；而到了每年的 8 月和 9 月，大量繁殖的隐翅虫容易被光源吸引飞入室内，因此

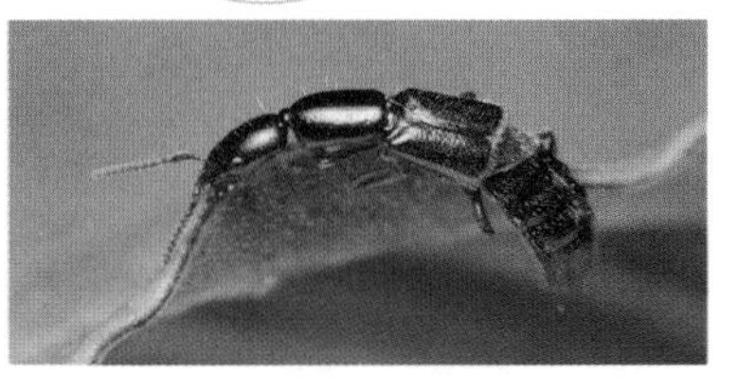

在8月和9月我们需要特别关注和防范隐翅虫；10月后隐翅虫的数量逐渐下降，遭遇的风险也就随之降低。隐翅虫是一种野栖型昆虫，主要生活在野外，它们白天一般不会飞行，而到了夜晚，会寻着光源飞进室内。为了避免隐翅虫飞进室内，一个重要的方法就是在夜晚来临前关好纱门、纱窗。

第二，我们需要掌握隐翅虫的行动轨迹，提高警惕，减少偶遇的可能。隐翅虫多栖息于潮湿的生境中，如淡水湖边、沼泽、河漫滩、灌木丛，以及水稻、小麦、甘蔗等多种作物的田间和沟边杂草中。多数隐翅虫喜欢栖息于隐蔽场所，但梭毒隐翅虫常处于暴露的环境中，容易在受到惊吓时快速爬行或短距离飞行。因此我们在出门游玩时要穿好长衣长裤，减少皮肤暴露，避免与隐翅虫直接接触，也要留意脚步，不要踩草惊虫。此外，我们还需要控制家里的潮湿程度，保持室内干燥也是减少隐翅虫孳生的重要措施。

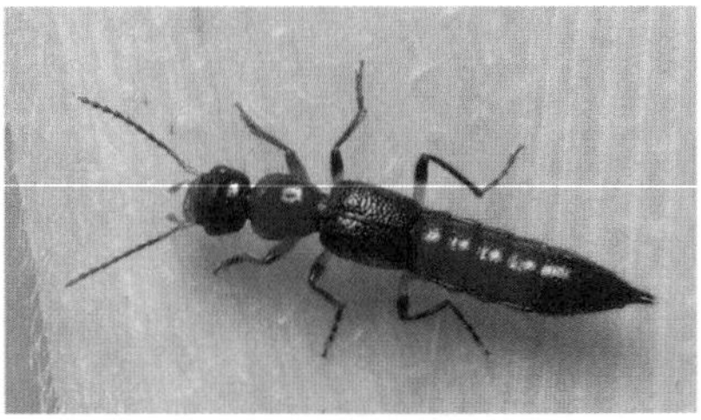

爬在植物上的梭毒隐翅虫

9.2 所有的隐翅虫都有毒吗？

隐翅虫有毒似乎是我们公认的事实，但其实隐翅虫科是一个庞大的家族，只有对人有危害的、能够引起隐翅虫皮炎的才被称为毒隐翅虫，它们通常都有着亮丽的颜色，比如梭毒隐翅虫的胸部和腹部Ⅰ~Ⅳ节可见红色部分，我们可以根据这个特点将其与别的隐翅虫区分。

有人在讨论的时候习惯使用一些夸张的语言来对隐翅虫的毒性进行描述，久而久之就会让人误以为它们咬人是会致命的。这里我们为毒隐翅虫澄清一下，它们在通常情况下不会咬人，即使咬人也不会有致命的风险，毕竟它们不靠吸血为生，对人的危害更多来源于其携带的秘密武器——毒隐翅虫素。毒隐翅虫素是毒隐翅虫携带的一种强烈的接触性毒素，其化学成分十分复杂，包括醛类、酯类、酮类、酰胺类和脂肪烃类等，人的皮肤接触到这些物质就会红肿、发炎，使人患上隐翅虫皮炎。毒隐翅虫素主要储存在毒隐翅虫的血淋巴液中，因为血淋巴液类似于人的血液，在昆虫体内也可分散到各个部位，所以即使是只接触到毒隐翅虫虫体的一点点碎片，也有可能被毒液伤害。

对于毒隐翅虫自身来说，它们可能并没有想故意伤害人类，因为毒隐翅虫多是肉食性昆虫，能够吃掉很多农田害虫，是稻田生态系统中的重要一环，它们进入人居环境中仅是习性使然，如果我们不去触碰就不会受伤。有趣的一点在于，毒隐翅虫素对毒隐翅虫自身来说是用于抵抗外来侵袭的武器，具有抗菌的效果，基于这个功能，科学家们进行了进一步探究，发现毒隐翅虫素可抑制细胞分裂，具有治疗肿瘤的前景，从这个方面来说，毒隐翅虫素也是一种医学资源。

因此，我们对隐翅虫的态度应该是敬而远之，做到能别见面就别见面，见了面也退避三舍，这样就不会受到毒隐翅虫的误伤，同时也让毒隐翅虫在生态系统中更好地发挥作用。

9.3 隐翅虫皮炎的危害有哪些，应该如何防范？

隐翅虫皮炎是毒隐翅虫素接触皮肤后引发的炎症反应，许多人都说得了皮炎不好受，那么这种病会造成什么后果，又该如何来防范？让我们一起来了解一下。

有些学者认为，只有当毒隐翅虫虫体破碎时液体或虫体碎片接触到皮肤才会产生症状，但也有报道称毒隐翅虫在人体皮肤表面爬行时会从肛门腺中分泌毒液，因而其爬过的地方也会产生症状，保险起见还是别以身试险，不要用身体直接去碰它们。除了直接接触毒液以外，接触到毒液的手又去碰了身上其他地方，会引发二次伤害。此外，在用衣物将虫体包着捏碎时，我们也要注意不要碰到虫体及毒液，需要仔细清洗衣物之后才能再次穿着。

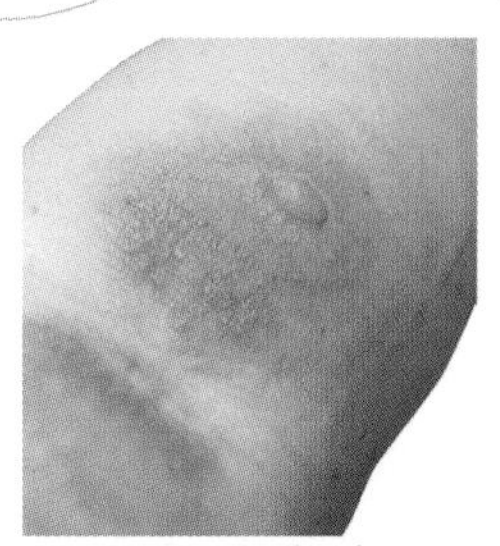

隐翅虫皮炎的典型症状是点状、斑片状或线状的水肿性红斑，红斑上会有一些紧密排列的小水疱，伴随灼痛感和瘙痒感。病情轻者几天就可自愈，病情严重者可能出现大面积皮肤坏死，甚至会出现发热、头痛等全身症状，严重影响生活质量。如果不幸患上隐翅虫皮炎，首先要做的是忍，忍住想要抓挠患处的冲动，避免患处渗出的液体接触身体其他部位；其次是及时对患处进行清洁，尽早使用肥皂水和炉甘石洗剂等清洗患处，将毒液清洗干净，同时也要在医生的指导下使用一些抗炎镇痛类药物。如果病情严重，则需要及时去医院就医。

隐翅虫皮炎的发病季节多为每年的6～9月，该季气温高、降雨多、湿度大，尤其是雨后，是毒隐翅虫活跃的时间。毒隐翅虫有明显的趋光性（对荧光特别偏爱）。容易发病的人群一般是夜间作业人群，夜间工作通常需要使用光源，毒隐翅虫会通过无阻碍的门窗长驱直入，它们飞进室内会在天花板、家具表面以及人体上爬行，如拍打不慎，其体内的毒液会使人染病。那么，我们应该采取哪些预防措施，才能避免遭受毒隐翅虫侵扰呢？

第一，要保持室内外清洁。

第二，室内要安装纱门、纱窗并关好；夜晚睡觉时应关灯。

第三，发现有虫子在身上爬行时，不要用手拍打或揉搓；如果发现是毒隐翅虫，应用力吹掉，或用胶带粘住扔掉。

第四，夏季夜晚尽量不在室外灯光下纳凉，如果纳凉，应该采取防范措施或减少皮肤暴露。

第五，在室内备好杀虫剂，必要时喷射杀虫剂将其杀灭，并妥善处理其尸体。

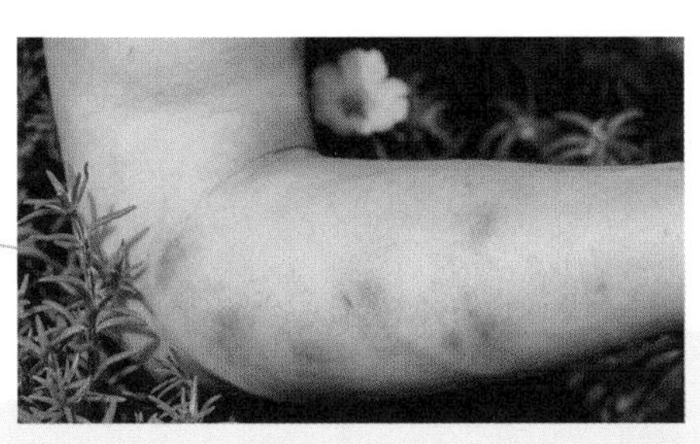

在野外接触到毒隐翅虫素的手臂

10 白蚁篇

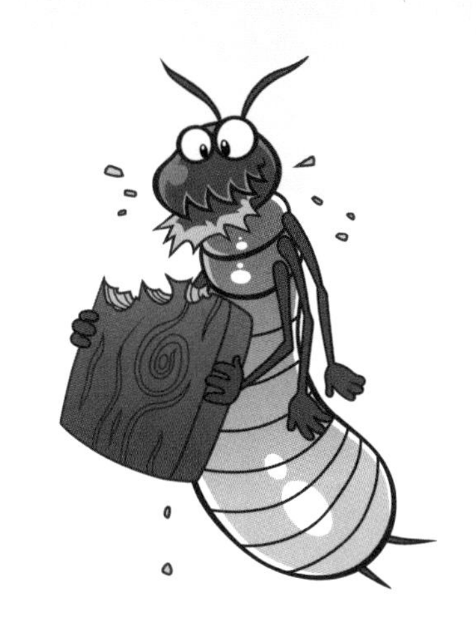

10.1 白蚁是种什么样的蚂蚁?

白蚁和蚂蚁一样过着集体生活的日子，且两者的个体大小也比较接近，人们经常把两者误认为是同一种生物，但实际上它们的科目分类不同，形态特征不同，食性也不同。从科目上区分：白蚁属蜚蠊目（白蚁原本属等翅目昆虫，2007 年被归入蜚蠊目，与蟑螂同目），蚂蚁属膜翅目。从形态上区分：白蚁水桶腰，蚂蚁柳条腰。从触须上区分：白蚁的触须呈串珠状，蚂蚁的触须呈线状。从颜色上区分：白蚁因为常年生活在地下，兵蚁和工蚁身体颜色呈浅黄褐色，蚂蚁的身体颜色呈褐色，接近于黑色。从食性上区分：白蚁吃木质纤维素材料，蚂蚁吃杂食。

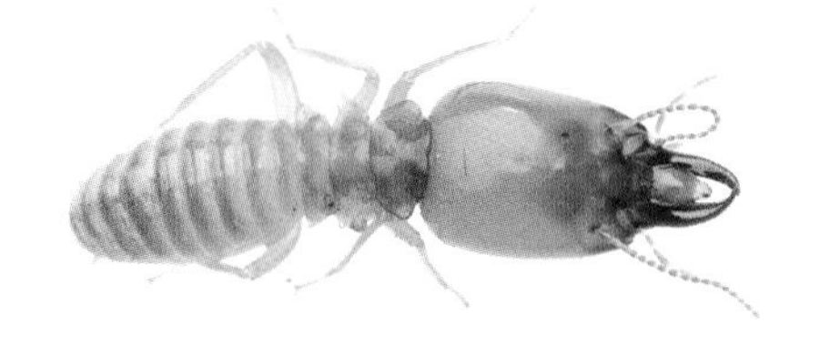

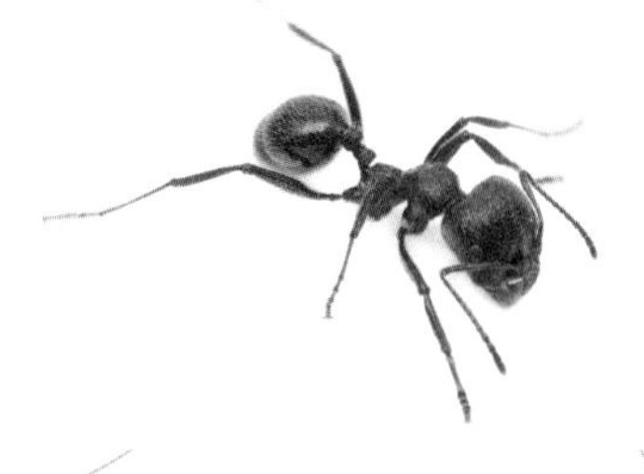

从形态上区分：白蚁（左）水桶腰，蚂蚁（右）柳条腰

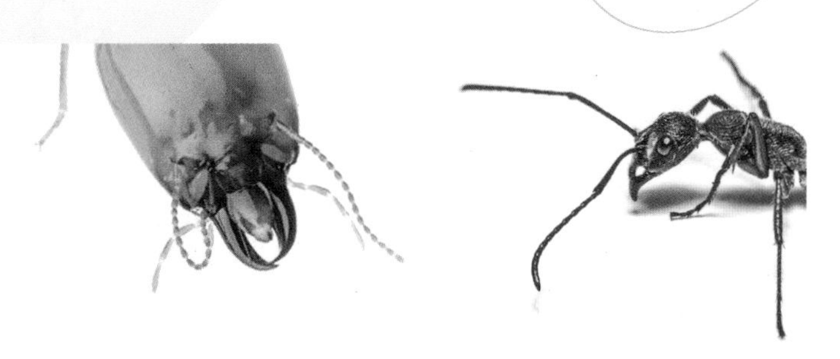

从触须上区分：白蚁（左）的触须呈串珠状，蚂蚁（右）的触须呈线状

白蚁是一类古老的社会昆虫，属不完全变态类昆虫。通常一个蚁巢里有成百上千只白蚁共同生活，这些白蚁各有各的职责，共同维系着蚁群的发展壮大。一个成熟的蚁群往往包含了蚁王、蚁后、工蚁、兵蚁、幼蚁、若蚁等不同品级的个体。蚁王和蚁后负责繁殖下一代，产出的卵孵化成幼蚁，幼蚁分化产生若蚁、工蚁、兵蚁。若蚁成长为具有繁殖能力的繁殖蚁（有翅成虫）；而工蚁和兵蚁不长翅膀，它们的生育器官已完全退化，不具有繁殖能力，它们的主要任务是分别负责给蚁王、蚁后及蚁群提供食物和做好安保工作。

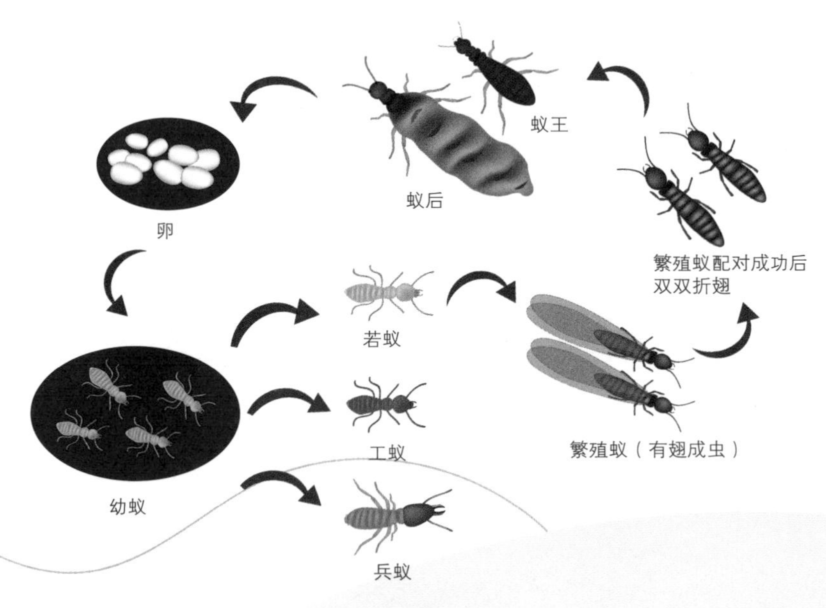

白蚁的生命周期及家族成员

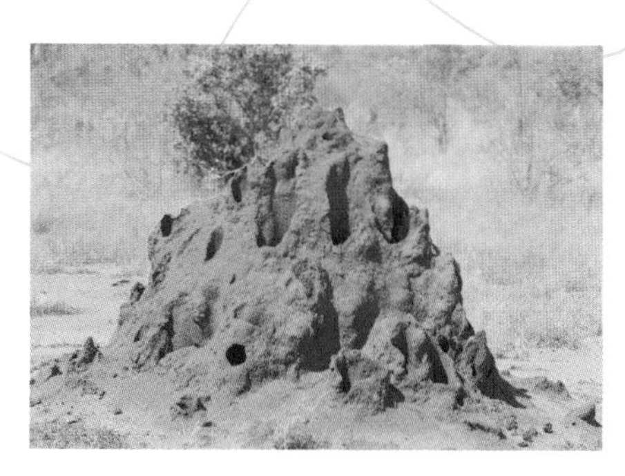

建在荒漠上的白蚁地上巢穴

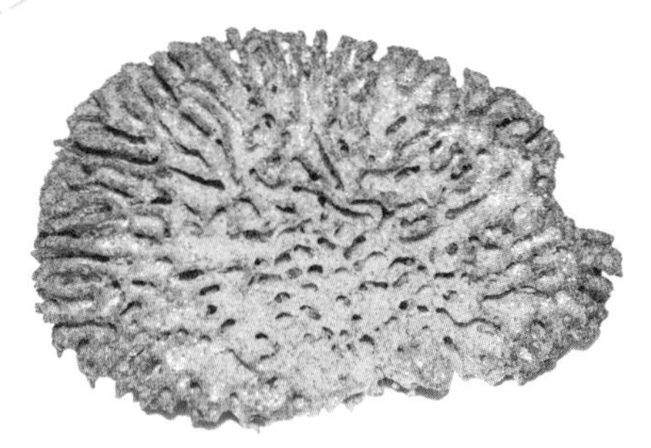

白蚁地下巢穴内部剖面

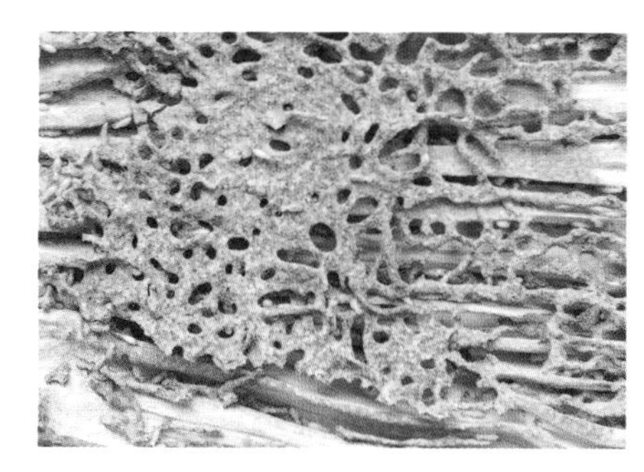

白蚁地下巢穴

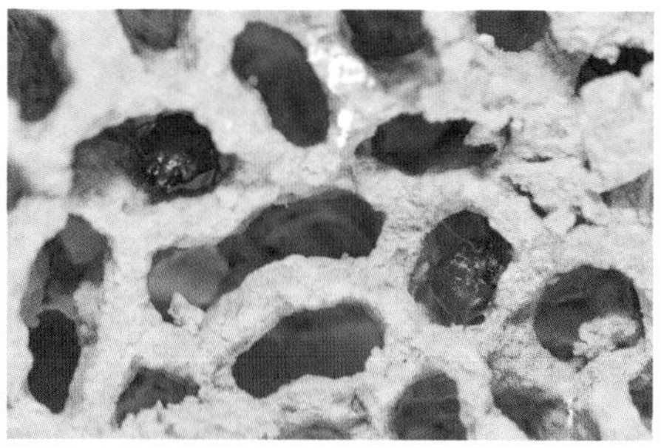

白蚁地下巢穴的内部结构（近距）

繁殖蚁身体多为褐色或黑褐色，它们有着两对超过身体长度两倍的膜质翅膀。每年的4—6月对它们来说是一个特殊的时期，在这个时期。雄雌繁殖蚁会从原巢中飞出，它们的目的非常明确，要在最短的时间内找到自己的另一半，然后寻找到合适的场所筑巢成为新蚁群的原始蚁王、蚁后。当繁殖蚁“相亲”成功后，会双双断然折断自己的翅膀，因为它们不可能继续飞行，而是到地下去做蚁巢的蚁王和蚁后。

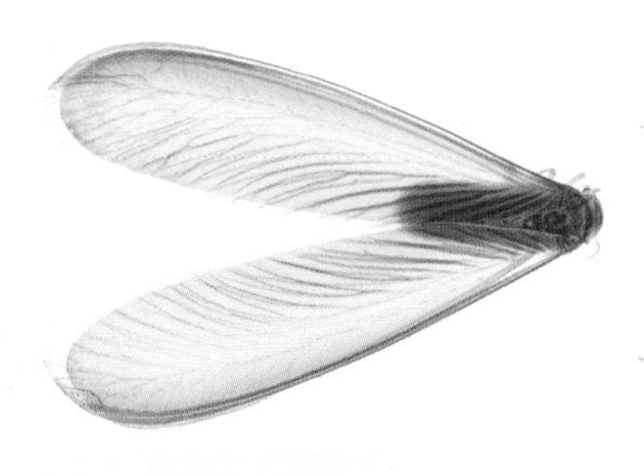

繁殖蚁长有超过身长两倍的两对翅膀且大小相同

白蚁分飞（繁殖蚁配对）是白蚁扩大种群、在更远的范围内发展壮大的一种方式，同时对人们来说也是发现白蚁危害范围扩大的一个重要途径。如果能及时发现分飞白蚁的行动轨迹，我们就能防止它们在新的地方筑巢扎根。

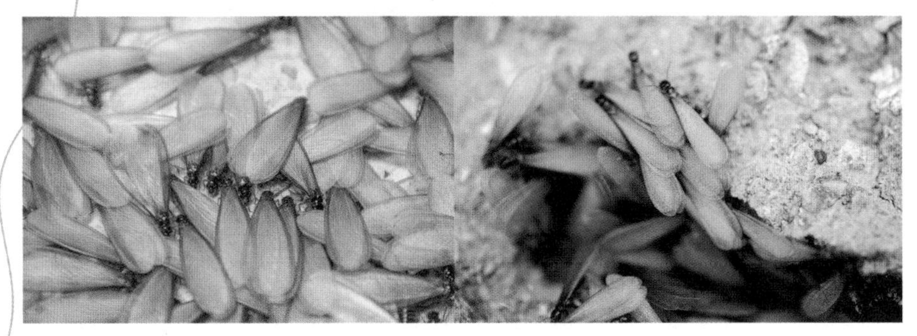

白色翅膀的繁殖蚁（左），浅灰色翅膀的繁殖蚁（右）

分飞白蚁可能大家见得不多，如果家里突然出现了分飞白蚁时会有些担心，它们会不会咬人、会不会有毒呢？其实大家大可不必惊慌，分飞白蚁不会咬人，不具有毒性，也不会传播疾病。

家里如果发现有分飞白蚁，可以用拍、打、踩等方法及时消灭，再将消灭的分飞白蚁扫到一堆一起处理掉。

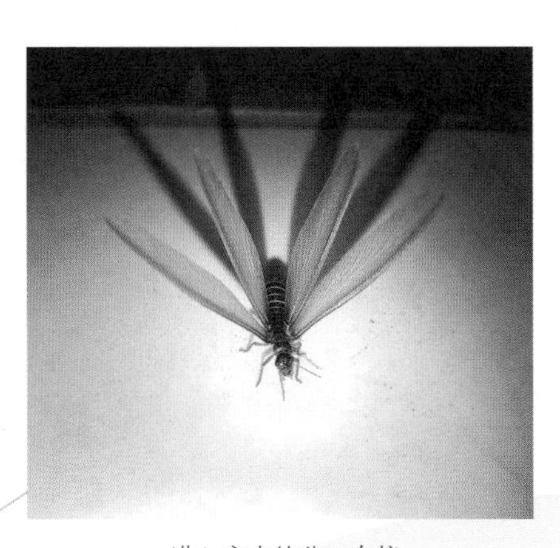

进入室内的分飞白蚁

10.2 白蚁的危害有哪些，应该如何防范？

白蚁虽然不会直接危害人类，但由于白蚁主要以木质纤维素材料为食，对农林业、古建筑以及民宅的危害甚大，我们应当提高防范意识，寻找白蚁留下的线索，将其一网打尽。

先来认识一下白蚁的危害。白蚁的危害具有广泛性和严重性，小到一棵树木，大到水库大坝，都有被白蚁侵蚀毁坏的可能，所谓“千里之堤，毁于蚁穴”说的“蚁穴”就指白蚁，白蚁的破坏力可见一斑。

白蚁建巢一般都选在一些隐蔽的地方，野外生活的白蚁会选择在木头中间挖个洞筑巢，或者将巢穴隐藏在土堆里，而在人居环境中，白蚁的巢穴也往往藏在各种墙壁缝隙中，让人难以察觉。

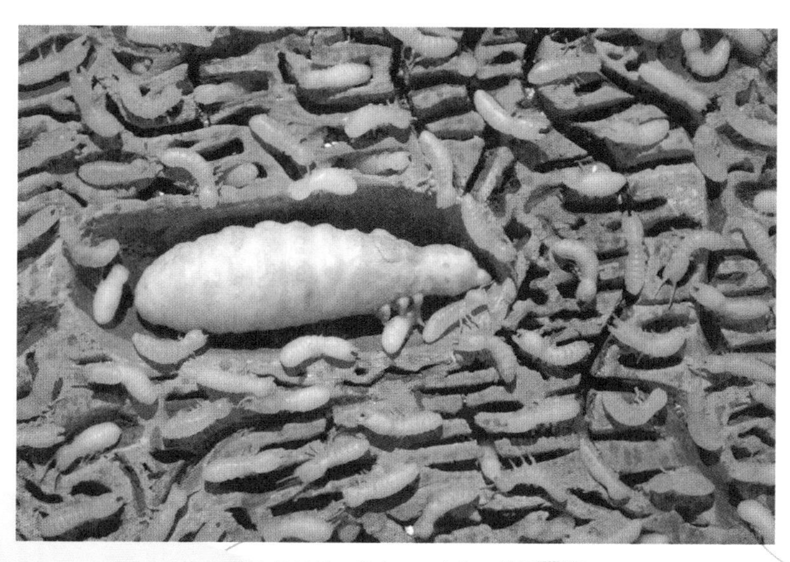

在白蚁的地下巢穴里，众蚁围着蚁后

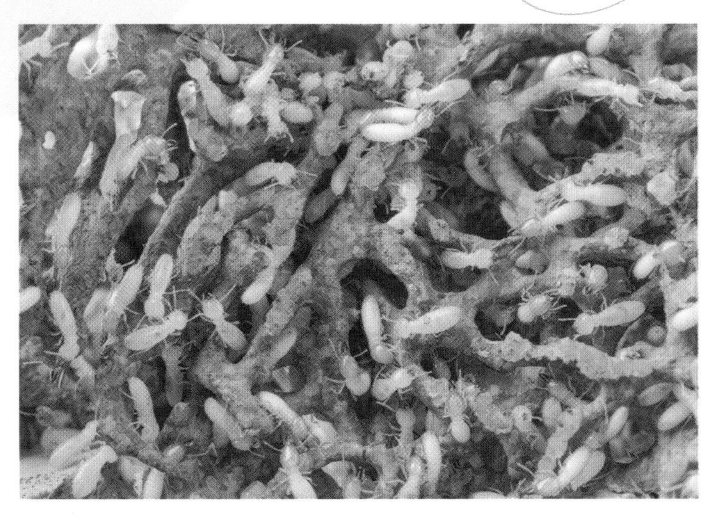

白蚁的巢穴形如迷宫

由于白蚁巢穴过于隐蔽，所以发现白蚁最好的办法就是掌握它们出巢的活动规律。工蚁是平时出巢活动比较多的白蚁，它们在巢外和巢内往返活动的时候会将嘴里的土壤和粪便沿着路线吐出来，久而久之就会形成一道明显的蚁道，这些蚁道相对于白蚁巢穴来说会更加显眼，沿着墙上出现连续的泥土痕迹，就可以找到白蚁巢穴所在。

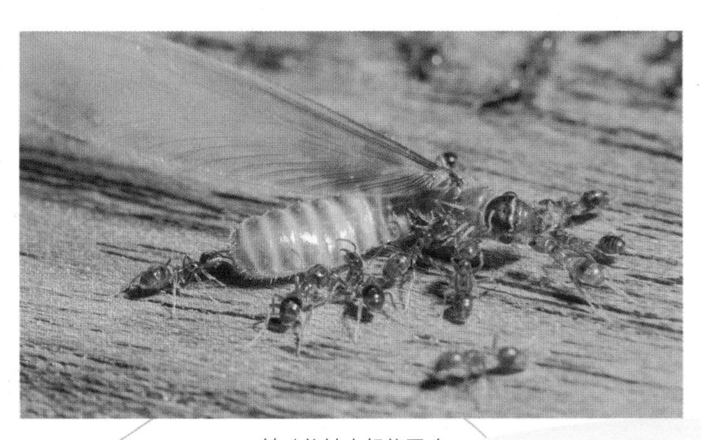

繁殖蚁被众蚂蚁围攻

当我们不清楚家里是否有白蚁入侵时，我们需采用看、听、撬等方式来进行确认。

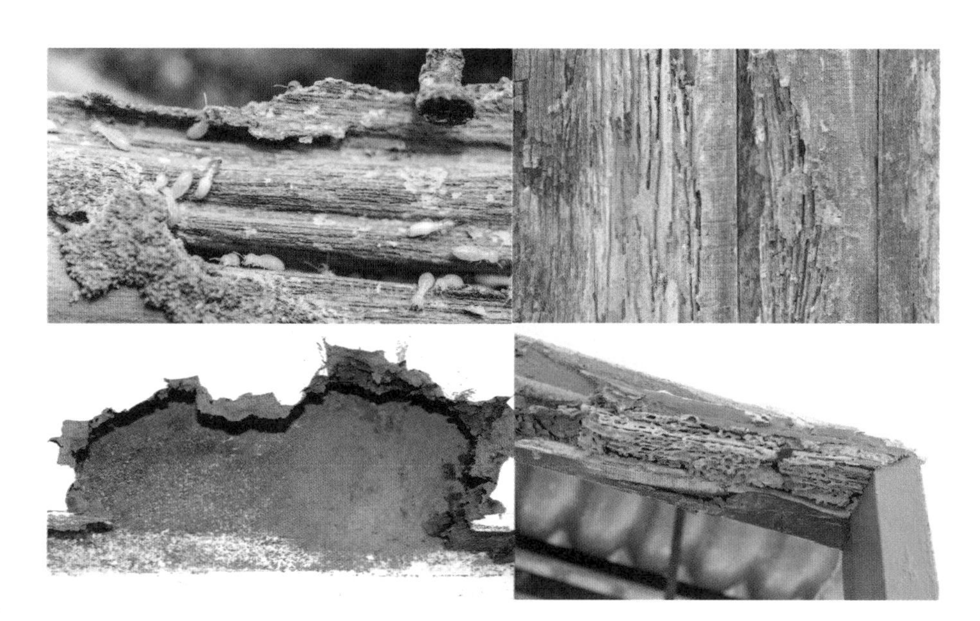

被白蚁毁坏的建筑

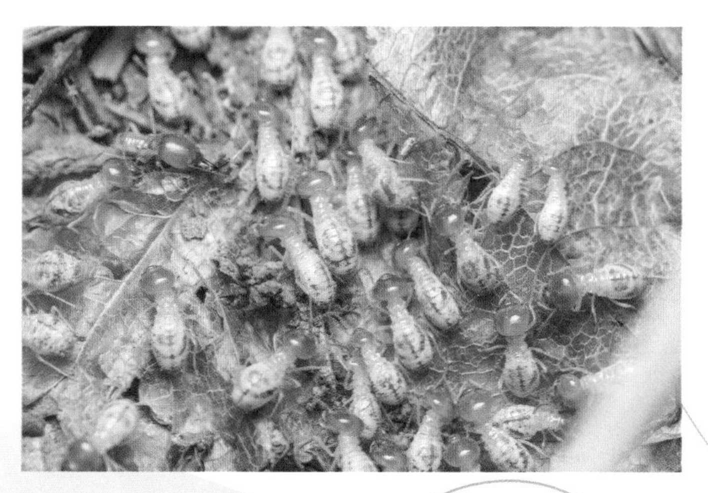

白蚁在搬运被毁坏建筑的木屑

“看”主要察看家里是否有被白蚁蛀蚀的家具，是否有白蚁活动的外露迹象，对容易孳生白蚁的地方仔细检查，如厨房、厕所。“听”主要是通过敲击家具、门框、木地板等查找是否里面形成空洞。“撬”是最后的手段，只有在通过看和听察觉到异常的时候才用工具撬开地板，查找和核实有无白蚁活动。当我们确认家里有白蚁后，我们可以联系相关部门或者白蚁消杀公司，让他们进行彻底的消杀，避免白蚁的进一步危害。

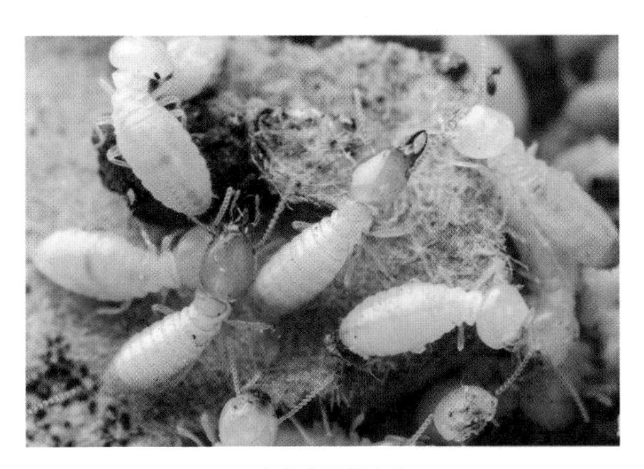

白蚁在毁坏木头

11 米象篇

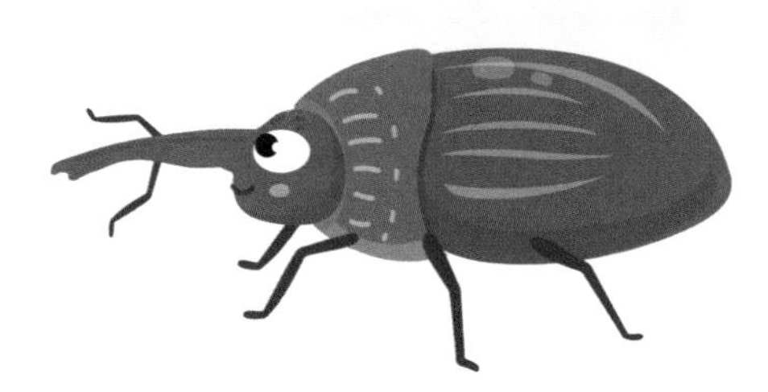

11.1 “尖尖嘴，六条腿，光吃粮食不喝水”的虫子是啥?

我们都知道老鼠爱大米，这是刻在基因里的记忆，也正是因为老鼠糟蹋大米等粮食，所以落到了人人喊打的地步，而自然界中还有一种不起眼的虫子，也在和我们争抢粮食，大家猜一猜，这种虫子是啥?

这种仓储害虫就是米象，“尖尖嘴，六条腿，光吃粮食不喝水”是人们对其的第一印象。米象是鞘翅目象甲科昆虫，作为昆虫的一种，它们有三对足，也就是六条腿，它们的标志性特点是长了一个长长的、弯弯的、黑黢黢的口器，在放大镜下面看与象鼻子还有些相似，故而被人取名为米象。米象还有一个亲戚叫作玉米象，两者长得几乎一模

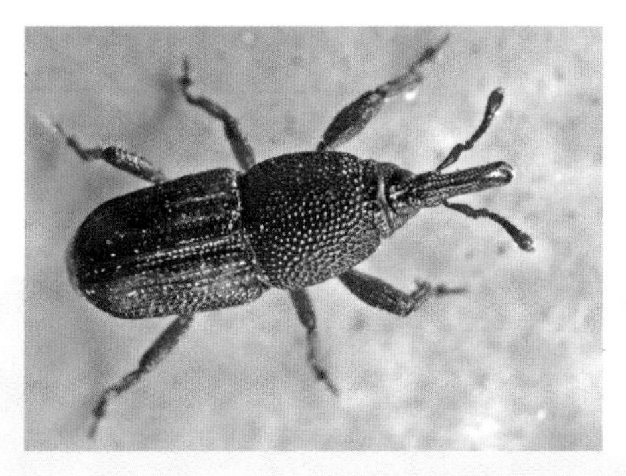

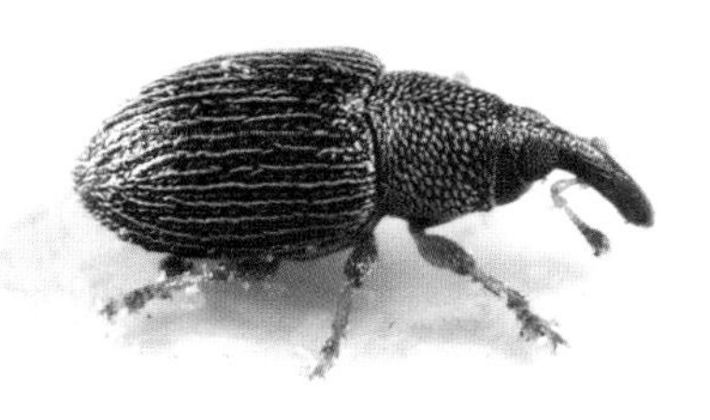

米象（左）和它们的亲戚玉米象（右）

一样，但玉米象的块头比米象更大些，身体也更粗壮些。两者的摄食习性也略有不同，玉米象更喜欢吃玉米，而米象则更钟爱大米和小麦。米象小的时候长得白白胖胖的，和大米的颜色比较接近，不容易被人发现，因此更多的时候我们看见的都是米象成虫。

那么米象作为一种经常在米缸里被发现的昆虫，人们似乎很少在其他地方见过它们的身影，也就让人疑惑它们“不喝水”也能生存么？

可以说米象确实不怎么需要额外寻找水源补充水分，但是米象的生长发育还是离不开水的支持。水是生命之源，是任何生物体不可或缺的成分，那为什么说米象不怎么需要额外寻找水源补充水分呢？

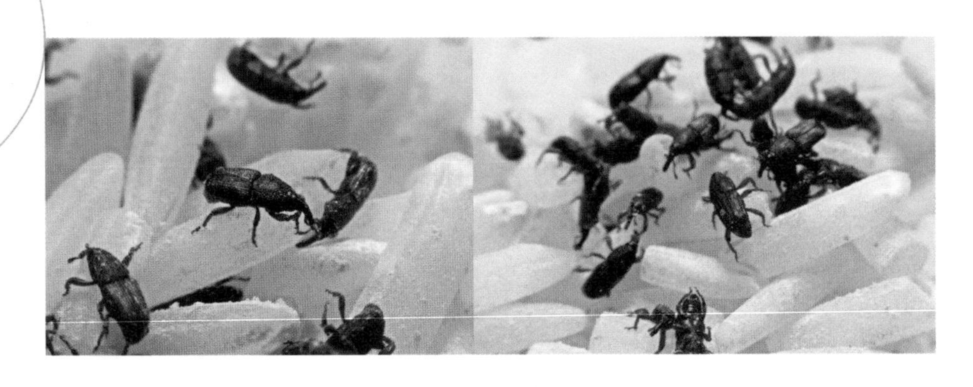

米象正在疯狂蛀蚀大米

第一，粮食当中其实是有一部分水分存在的，这部分水分能够满足米象的基本生存需要。有报道称不同水分含量的小麦对于害虫的抗性是有显著差异的，在水分含量低的小麦中，米象的数量就少一些，因此粮食中的水分含量一直被人们认为是影响储粮安全的关键因素。

第二，米象生活的地方多是潮湿的环境，可以使虫体保存湿润。

第三，米象个体比较小，活动范围通常仅在谷物堆里，它们自身代谢需要的水分本来也就不多，所以米象能做到“不喝水”也就不奇怪了。

除了影响粮食的重量和口感以外，米象不会对人类产生直接的威胁，如果在家里淘米的时候发现米象，也不用过于担心，米象觅食的过程不会产生危害人体健康的有害物质，如果大米没有发霉，我们可以在除虫、淘洗、高温加热后放心食用。

11.2 凭空出现的米象到底是从哪里钻出来的?

相信很少有人见过米象在空中飞行，更不用说见到米象飞进米缸了，但偏偏本来没有米象的米缸中不知何时就冒出米象来了，那么米象是怎么凭空出现的呢?

原来米象妈妈很聪明，它们会用像鼻子一样的口器取食粮食，直到粮食内部形成与其口器一样长的空洞，在挖完之后调整姿势，身体旋转 180 度，将尾部对准空洞，把卵产在里面，再用蛋白质黏液将粮食粉末黏合起来，对咬出的空洞进行封堵，通过它们的精心修补，我们很难从外观上发现粮食内部已经被蛀空，也就给我们防治米象侵害带来了难题。米象的幼虫是一个十足的“吃货”，它们就在粮食内部不停地吃，轻而易举地就可以获取足够的营养，在经历三次蜕皮之后

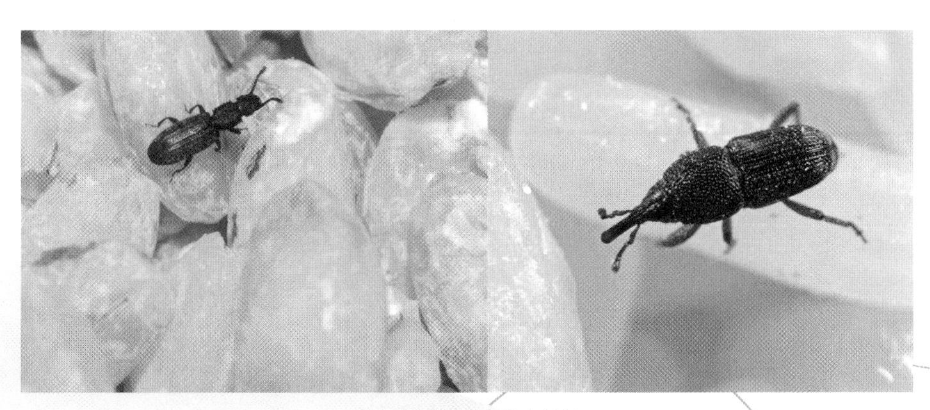

米象在受潮的大米中蛀蚀

幼虫就会化蛹，然后羽化为成虫，再从粮食内部钻出来。

米象造成粮食的损害主要包括直接损害和间接损害。直接损害在于米象胃口好、繁殖快，一头雌米象一生能产卵数百粒，可谓是“虫多力量大”，造成了极大的粮食重量损失。有人做过实验，当每千克小麦中有 10 头米象，在侵蚀、繁衍 20 周后，小麦的重量下降达到 33%。间接损害在于米象的取食和活动会产生一定的热量，排出的粪便里含有水分，会影响粮食表面的潮湿程度，这两种变化结合起来就为霉菌的生长创造了有利条件，因此，当米象侵害发生持续一段时间之后，粮食产生霉变的风险也会大大提高。

我国是粮食大国，粮食安全对于国家来说十分重要。米象作为一种备受关注的储粮害虫，科学家们也想了很多办法来进行防治。从预防的角度来说，保证粮食储存环境的低温和干燥是降低米象侵害率的有效措施。因为适宜的温度和湿度都是米象生长繁殖的必备条件，这些条件控制好了就能从源头进行防范。在日常生活中，我们也可以在阳光好的时候把大米拿出去晒晒，控制一下水分，同时也要将米缸放在通风干燥的环境中，这样粮食蛀虫问题就能得到解决了。

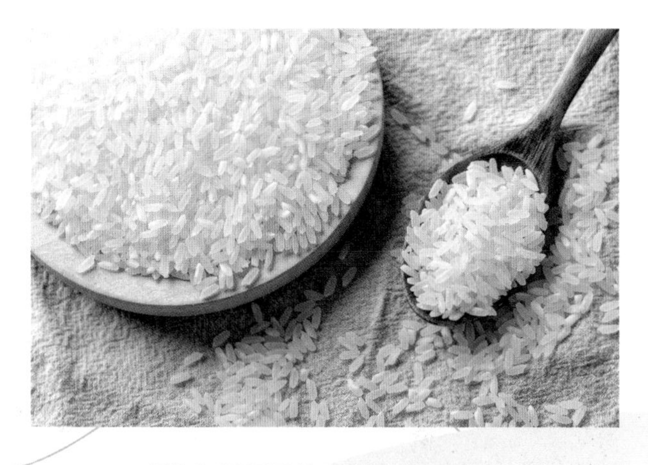

保持大米通风干燥，不给米象可食之机

12 虱子篇

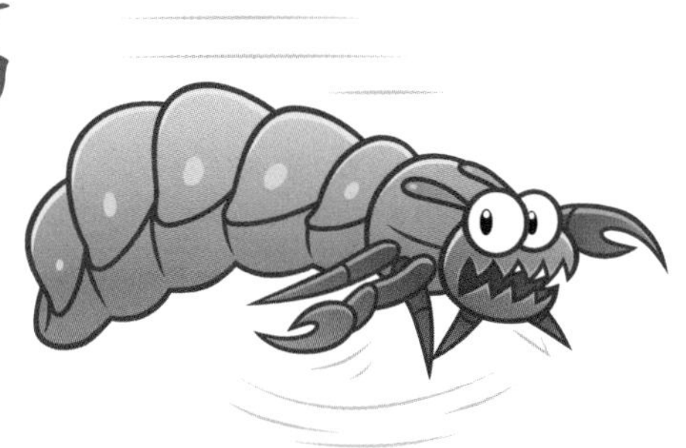

12.1 头皮上灰白色六只脚的虫是什么？

在20世纪经济条件较差的地区，会发现小孩的头皮有灰白色的六只脚的虫，它们周围有很多白色的圆点，头皮瘙痒难耐，大人们常常需要很用力才能扯下来，再用两根拇指捏死，年纪稍大点的人都知道这种昆虫叫虱子。广义的虱子有很多种，我们通常说的虱子是与人相关的头虱、体虱和阴虱三种，它们是一种寄生在人身上，像蚊子一样会吸食血液，引起皮肤瘙痒，同时传播疾病的昆虫。虱子主要通过同睡共被、同穿衣戴帽、共用梳篦、坐同一个地方等接触传播，还可通过衣帽与有虱子的人的衣帽放在一起等间接接触传播。防虱子，要注

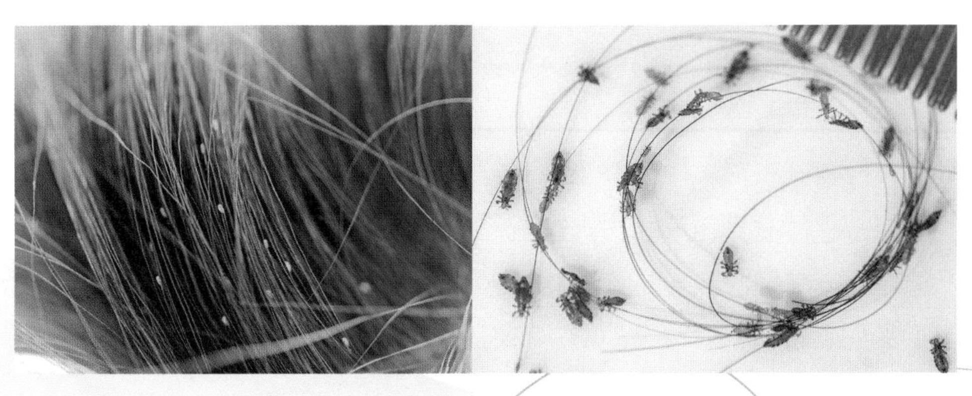

附在头发上的头虱（左），剪下的头发上的头虱（右）

意个人卫生，养成良好的卫生习惯，勤洗澡，勤换洗衣、裤、被褥等，同时注意虱子转移扩散的途径并尽量切断。

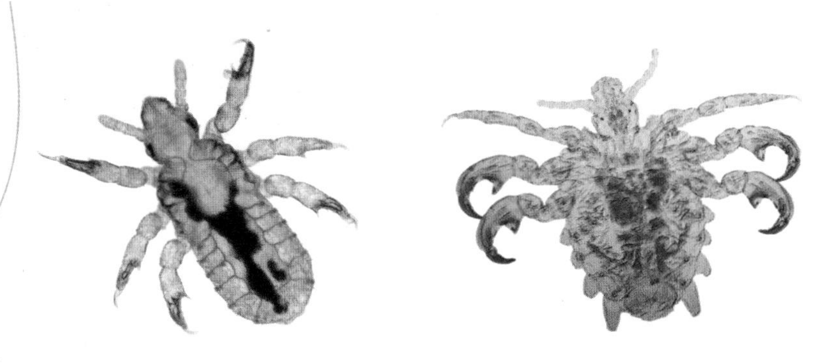

显微镜下的头虱（幼年，左）和阴虱（成年，右）

12.2 敌敌畏可以用于头发和体毛灭虱吗？

虱子可以通过高温（大于 65 摄氏度）和冷冻（小于 –15 摄氏度）杀灭，因此带虱子的梳篦、衣物可通过高温或者冷冻的方法将虱子杀灭，也可使用药物灭虱，如用 1% 倍硫磷乳剂浸泡衣物和被褥，再将衣物、被褥用清水清洗干净；用百部酊或食醋浸泡毛巾后包在头上，或用浸泡百部酊和食醋的毛巾擦拭发根和阴毛根部等。有人认为敌敌畏可以用于头发和体毛灭虱，这是很危险的行为。虽然敌敌畏属于有机磷类药物，但它是一种有毒物质，可以经皮肤表面吸收，并且在体内积蓄，很难代谢掉，对人体危害较大，所以敌敌畏不能直接用于头发和体毛灭虱。

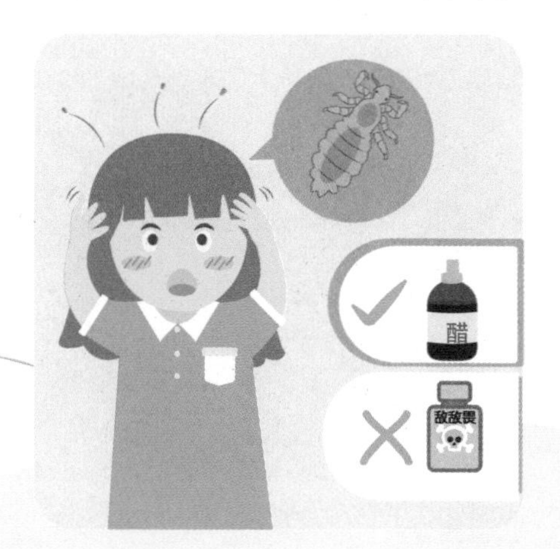

13 其他有害生物篇

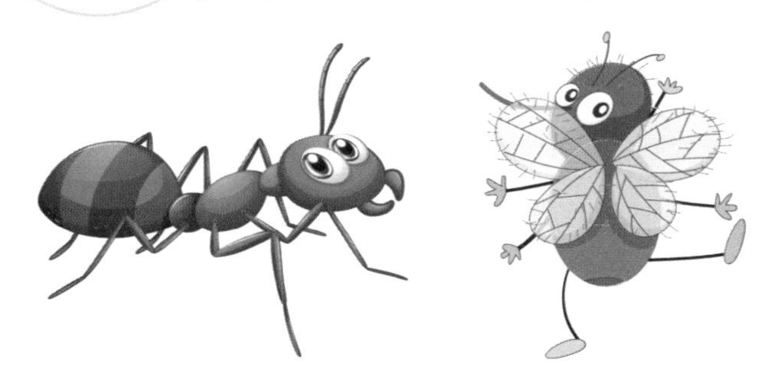

13.1 被红色的蚂蚁咬了，出现灼伤般的水疱并伴疼痛，该怎么办？

红色的蚂蚁学名叫红火蚁，是目前世界上公认最危险的蚂蚁，主要特点是团队意识强、攻击性强、叮咬毒性大，儿童、老人和过敏体质者是受红火蚁威胁的高危人群。

红火蚁属于膜翅目、蚁科、火蚁属，是杂食性土栖蚁类。红火蚁原名在拉丁语中的意思是“无敌的蚂蚁”，直到 1972 年才被人正式命名为红火蚁。红火蚁经过近一个世纪的辗转，从拉丁美洲漂泊到澳洲，2003 年 9 月在我国台湾地区发现其踪迹。

红火蚁破坏性极强，除了啃咬植物的种子及根系，还会叮咬家禽、家畜，攻击人类，毁坏公共设施，是一种危害面广、危害程度很严重的外来入侵物种。

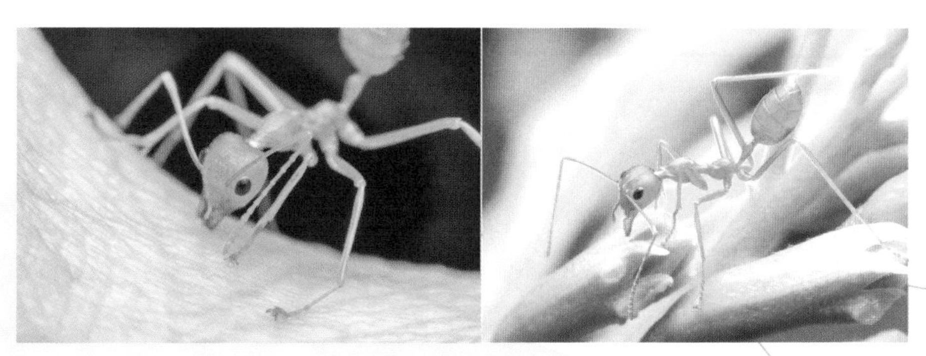

叮在人皮肤上的红火蚁（左）和站在植物上的红火蚁（右）

红火蚁经常以群居方式聚集，虽然个头很小，攻击性却是蚁类之首。当红火蚁遭受敌人攻击时，它们会协同向对方发起反击。因此，当人们在户外和野外活动时，一定要做好自我防护。非专业人士不能用木棍捣毁或用水浇灌红火蚁的巢穴，因为当红火蚁巢穴受到骚扰时，会直接导致巢内的红火蚁“炸锅”——它们会倾巢出动全力攻击入侵者。

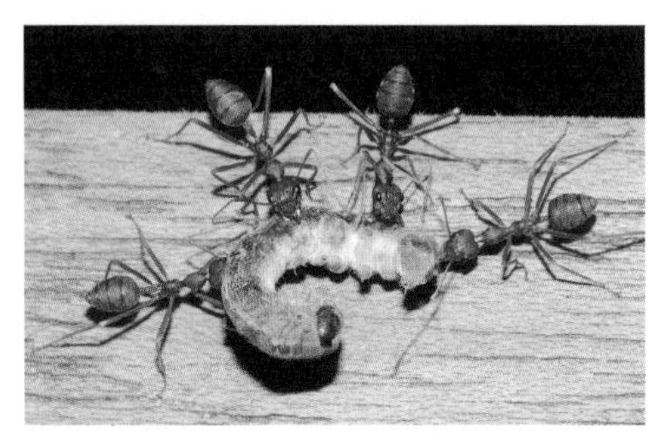

红火蚁合力撕咬比自己身体大几倍的虫子

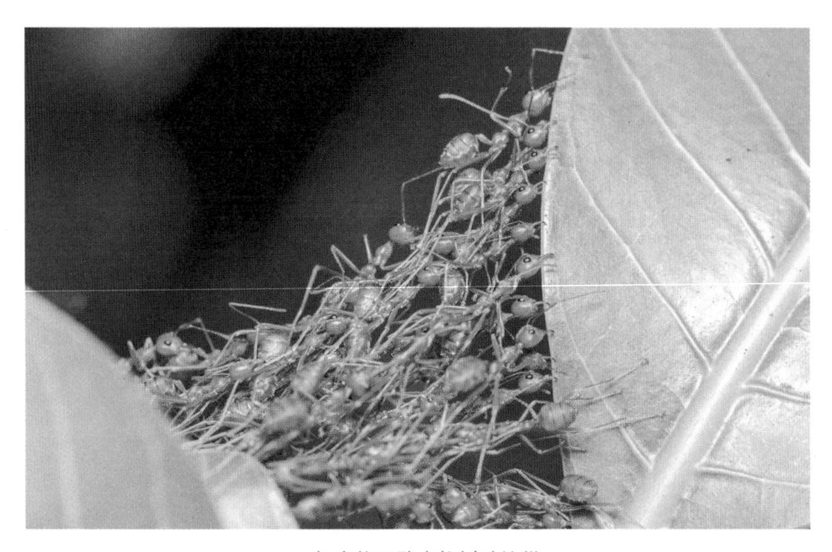

红火蚁团队在拉树叶筑巢

在我国南方发现红火蚁后，有人外出游玩被红火蚁叮咬的事件时有发生。如果发现被红火蚁叮咬，叮咬处会出现火灼感，瘙痒难以忍受，即便这样，也要禁止抓挠，应在最短的时间内对被咬部位进行及时冷敷处理或直接送医院急救；如距医院较远，可现场采用以下紧急方法

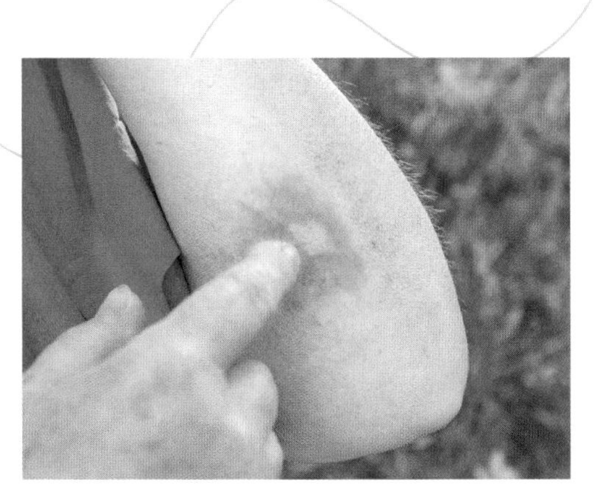
被红火蚁叮咬的手臂

处理：用乙醇消毒并多次喷洒咬伤部位；先用盐水或肥皂水浸泡患处再冲洗干净；冰敷患处避免过敏和瘙痒。一旦出现全身过敏反应，应尽快到医院就诊，在医生的指导下用药。

13.2 家中不时出现一些“不期而遇”的小飞虫，它们都是什么昆虫，有什么危害，该怎么预防呢？

几种常见的小飞虫有以下几种。

蛾蚋，属双翅目蛾蚋科节肢动物，又名蛾蠓、蝶蝇，喜潮湿的环境，是下水道、卫生间等地的常客，不咬人，食性为腐食和粪食。因为蛾蚋全身长满细毛，所以容易携带食物里的病原体传播疾病，虽然蛾蚋的活动范围小，活动性不高，但蛾蚋会造成蝇蛆病。因为蛾蚋喜欢潮湿环境，所以保证卫生间空气流通、降低卫生间的湿度、保持卫生间的整洁和干燥可以有效减少蛾蚋的孳生。此外，可以放置一些杀灭蟑螂的药片用以诱杀蛾蚋，还可用电蚊拍将它们拍死，必要时在下水道中喷洒0.3%氯菊酯或0.2%氯吡硫磷杀虫药水进行喷杀。

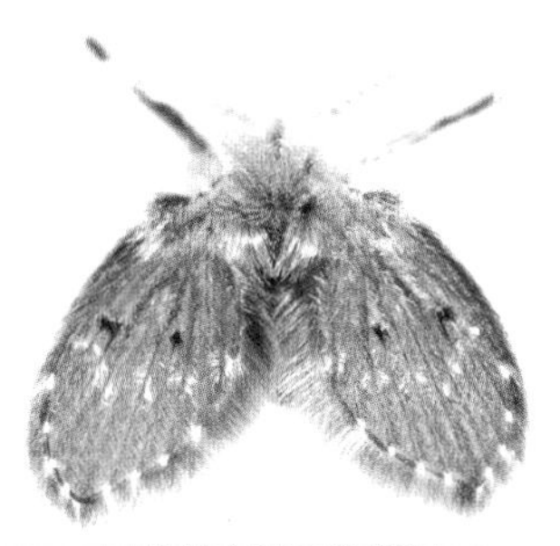
蛾蚋（近距拍摄）

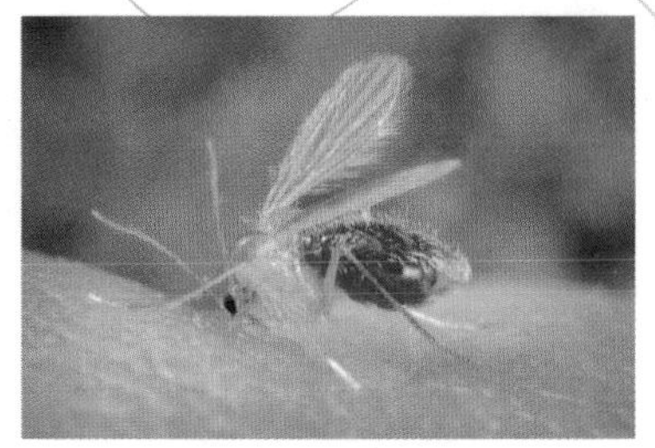
中华白蛉

白蛉，是双翅目毛蛉科昆虫，又叫白蛉子，形似蚊子，长出翅膀成蛾飞时只有蚊子的一半大。雌蛉专吸人血和动物血，是利什曼原虫的传播者。与蚊子不同的是白蛉全身密布细毛，且飞行能力较弱，常呈跳跃式飞行。幼虫生活在土质疏松且富含有机物的场所，家栖型成虫通常喜阴暗、潮湿、避风的场所，如屋角、墙缝、畜舍。若想避免白蛉的孳生，需保持屋内清洁干燥，及时清除垃圾和积水，同时安装纱门、纱窗，喷洒驱避剂，做好自我防护。

果蝇，高中生物学中孟德尔遗传学的主角，经常霸占室内垃圾桶的小飞虫，吸引它们的主要是甜甜的果皮，对人类的主要影响是视觉硌硬，它们能被杀虫气雾剂杀灭、被电蚊拍击毙，但最重要的防治方法是及时清理垃圾。

13.3 夏秋季是各类虫子的繁殖高峰期，在没有做好个人防护的情况下很容易被叮咬，从而导致皮肤表面出现红肿、红斑、水疱伴瘙痒、疼痛等症状，那么该如何防护和处理呢？

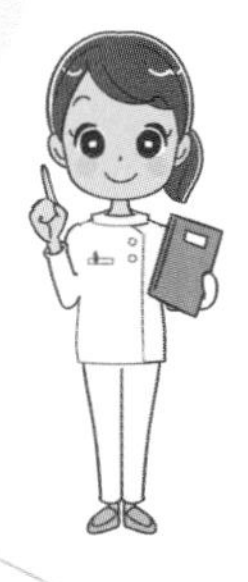

被跳蚤、虱子、螨虫、蚊子等昆虫叮咬后，皮肤会发生不同情况的虫咬皮炎，大多为过敏反应，发现后可使用肥皂水清洗，以及在医生指导下以对症治疗和抗过敏治疗为主，局部搽涂止痒剂，严重者可服用抗组胺药。在夏秋季，室内要注意关好纱门、纱窗，及时清理垃圾和积水，保持干燥整洁；室外着长衣长裤，对裸露皮肤搽涂驱避剂等做好个人防护。